CURACIÓN PARA ACTIVAR EL
TIMO

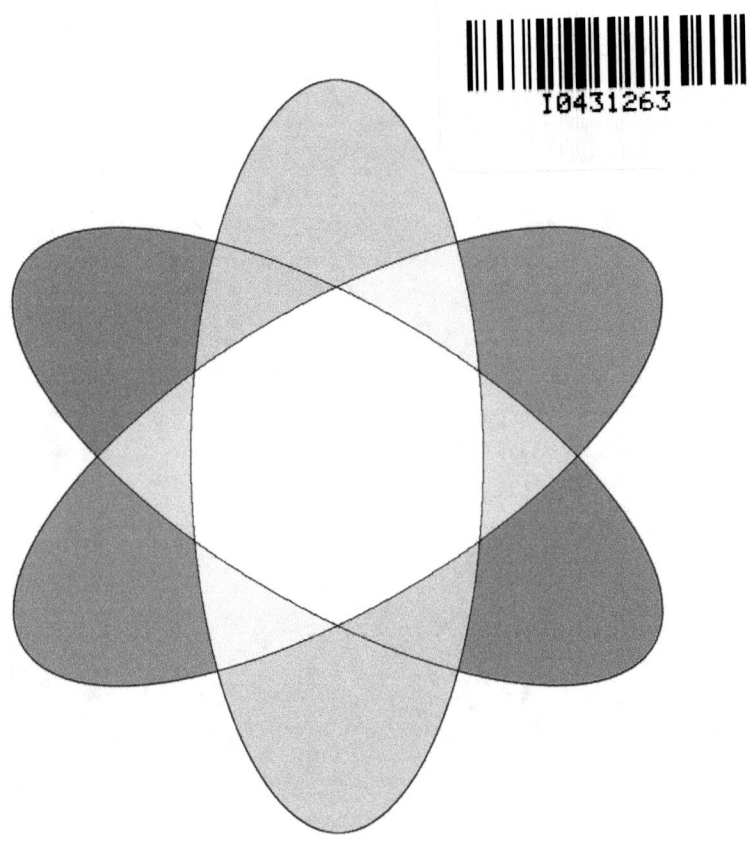

SR.
TAKASHI 2BAKI

Curación para activar el timo
versión 1.0 revisión 1

Sr. Takashi 2baki

INTRODUCCIÓN

El método de curación por activación del timo se presenta en español al final del libro.

Si desea probar "Curación para activar el timo" lo antes posible, vaya a la última página.

Primero, me gustaría presentarles el amor, que es la piedra angular de la curación.

A continuación, presentaré lo que sucedió como resultado de continuar con la curación.

Además, presentaré la sanación que he ideado de forma independiente junto con la sanación que me han enseñado.

A continuación, haré una hipótesis e introduciré información sobre el timo desde el punto de vista médico.

En conclusión, presentaré cómo realizar la Curación para activar el timo.

Por todos los medios, espero que usted proceda sin resistencia.

Espero que disfrutes este libro.

TABLA DE CONTENIDO

Introducción	3
Tabla de contenido	5
Amor	6
historia de ermitaño	12
corriente ascendente	19
Kagome	23
experiencia de despertar	31
política de rescate	36
Prefacio	70
historia principal	71
Lista de literatura	87
Servicio	89
hipótesis	96
timo	104
En conclusión	147

AMOR

Esta es la versión probada del amor.

¿Qué piensas cuando escuchas la palabra amor?, el amor del romance, el amor de la amistad, el amor que sientes en los actos de bondad, etc. Puedo imaginar ese tipo de amor.

Si tuviera que transmitir otro amor verdadero en esto, creo que el amor propio estaría incluido.

Amor propio,

El amor de amarte a ti mismo, eso es amor propio.

El amor propio crea independencia espiritual.

Lo que significa es que amarte a ti mismo le da nutrientes a tu cuerpo. Y al mismo tiempo, recibes el nutriente del amor por tu cuerpo.

No hay nada más confiable que esto para mi cuerpo.

Dar amor y recibir amor, tal ciclo brota dentro de un individuo, y cuando nace un bucle de energía amorosa, este cuerpo estará en un estado de alegría, y tú serás feliz desde el fondo de tu corazón.

Si continúa haciendo esto a diario, se convertirá en una guía para su independencia espiritual y lo llevará a un nivel superior.

Este movimiento ascendente se llama ascensión.

O lo llamamos una corriente ascendente.

Y experimentar el verdadero amor propio.

Cuando despiertes al verdadero amor propio, podrás vivir sin depender de los demás. Puedes vivir simplemente con amor propio sin recibir el amor de los demás.

Cosas como esa sucederán naturalmente.

Por supuesto, recibimos mucho amor de los demás y podemos disfrutar aún más del amor, por lo que es como matar dos pájaros de un tiro.

Por lo tanto, no hay razón para no obtener esto. Creo que sí. Por todos los medios, compruébalo con tus propios ojos.

Sobre la definición de amor

Incluso si dices amor en una palabra, creo que hay varias percepciones.

Amor en las relaciones románticas, amor en la amistad, amor en los actos de sinceridad y bondad.

Lo que podemos inferir de estas cosas es que el amor funciona como un aceite lubricante (lubricante o grasa) socialmente probado que enriquece la vida humana.

Aquí, me gustaría ofrecer una perspectiva energética sobre cómo funciona este amor. Me gustaría continuar con una nueva definición de la existencia que existe en el corazón, el centro del pecho, el núcleo del centro humano (corazón) y la existencia que puede ser inherente al yo.

El propósito de este artículo es que experimentes el uso de la energía de tu propio ser, el ser que reside en tu corazón, y experimentes la circulación de la energía del amor. Y sería feliz si pudieras convertirte en un despertador de la energía del amor.

Además, si puede manejar la energía del amor libremente, podrá reducir la ansiedad primero. Por supuesto, no puedes deshacerte de la ansiedad por completo, pero la energía del amor se revitalizará, por lo que es más saludable que ir a un mal psiquiatra, se puede esperar un efecto saludable.

Además, cuando la energía del amor circula por todo el cuerpo, se pueden esperar efectos de belleza y rejuvenecimiento de la piel.

Estaremos protegidos por una energía circulante suave y cálida, por lo que creo que podremos declarar que estamos a salvo sin importar cuánta confusión pueda tener el mundo.

Además, cuando seas capaz de usar la energía del amor, llegarás a saber que hay una existencia energética inherente a todas las cosas que existen en este mundo.

Cuando eso sucede, sé que hay una existencia dentro de todas las cosas, igual que yo, así que, naturalmente, podré tratar las cosas con cuidado.

Y como ya no percibirás las cosas como meras cosas, podrás amar la existencia que es inherente a esas cosas. Entonces creo que desaparecerán actitudes como tirar mal las cosas o no tratarlas con cuidado.

Además, si llegas a saber que hay una existencia inherente a las cosas, creo que será menos probable que quieras, robes o saquees las cosas de otras personas.

Es porque sabemos que hay una existencia que es inherente al objeto, y naturalmente notaremos que la existencia ama a su amo (dueño), por lo que los sentimientos de la existencia que es inherente al objeto vendrán naturalmente a nosotros. Creo que la gente dejará de codiciar, robar y saquear las cosas de los demás.

Creo que esto no es solo un pensamiento para las cosas, sino una forma de pensar que también se puede aplicar a las personas. Digamos que aparece alguien a quien amas. Y creo que es similar a la situación en la que el ser querido tiene otro favorito y no puede actuar. Incluso si sabes que el amor no es correspondido, ya no intentarás robar o robar el amante de alguien.

Además, cuando aprendamos a pensar con amor, seremos capaces de percibir las cosas con el corazón. Por lo tanto, sabe que es una persona que tiene las cualidades de ser un ser precioso que puede usar el amor a la persona odiada que está con la persona que ama de la misma manera que a sí mismo. Por lo tanto, creo que la envidia y los celos disminuirán. Para llevarlo al extremo, creo que desaparecerá la trágica figura de matar a la gente solo porque la odian.

Creo que ahí está el verdadero valor del amor.

Además, cuando estés listo para usar la energía del amor, ocurrirá una corriente ascendente (ascensión).

En el próximo capítulo, me gustaría presentarles algunas de las experiencias y decirles cómo usar la energía del amor y la amistad.

HISTORIA DE ERMITAÑO

He llegado a ver que esta puede ser la razón por la cual la gente llamada ermitaños en los días antiguos defendía la inmortalidad.

Escribiré sobre esto en este capítulo.

Se dice que el significado de la inmortalidad es nunca envejecer y nunca morir.

Pero los viejos ermitaños están muertos. Estoy empezando a pensar que lo que querían decir era que eran capaces de realizar una forma de vida que parecía juvenil sin envejecer, y que lo expresaban con palabras.

Mientras seamos humanos, estamos condenados a morir, pero creo que los ermitaños pueden haber ideado una manera de mantenerse jóvenes para siempre usando las habilidades latentes con las que están dotados los humanos.

Como resultado, especulo que se convirtió en un ser llamado ermitaño del que se dice que nunca muere.

Así que descubrieron algo que no podía comprenderse al nivel del sentido común o de la ciencia moderna, y lo dominaron. Eso es lo que pienso. Sin embargo, aunque he visto cuentos de ermitaños en la literatura, nunca he conocido a un ermitaño real, así que pensé en ellos como poco más que cuentos de hadas.

Sin embargo, aprendí la curación con cristales del Sr. Robert Simmons, quien es famoso en la industria de la piedra natural. Como resultado de continuar con la sanación con cristales todos los días, tuve una experiencia de ascensión. Para ponerlo en palabras, significa que experimenté las corrientes de aire ascendentes a un nivel que podía sentir en mi cuerpo.

Como resultado, la historia del mundo del "sistema invisible" se ha vuelto más realista. El cuerpo humano realmente tiene muchos secretos, y parece que realmente hay áreas desconocidas que no han sido aclaradas por la ciencia.

En el pasado, también era realista, el tipo de persona que no prestaba mucha atención a las historias sobre sistemas invisibles. Sin embargo, cuando realmente experimentas la ascensión, no puedes ignorarla, y estás en la situación actual en la que quieres enviarla tú mismo.

Esta es una historia real. En serio asombroso.

En cuanto a mí, una vez que probé la experiencia de la ascensión, comencé a ascender todos los días sin falta. En cuanto al método de curación, he ideado mi propio método de curación sin cristales, y todavía lo estoy repasando aplicándolo al método de usar la energía del amor y la amistad.

Desde mediados de mayo hasta principios de junio de 2022, experimenté el clímax de la experiencia de la ascensión, la experiencia del despertar y la experiencia del despertar con miedo. Este es un contenido muy difícil de transmitir, pero ha surgido el fenómeno diametralmente opuesto que está indisolublemente ligado a la alegría. Ten cuidado con esto.

En esa experiencia, experimenté la activación de la existencia en un lugar que es difícil de transmitir con palabras, ligeramente por encima del corazón.

A partir de esto, me interesé en lo que es esto. Cuando revisé todos los libros de medicina en la biblioteca, descubrí que era algo llamado "timo (thymus)" en el mundo médico.

A partir de esta experiencia, ha quedado claro que el timo es un órgano que madura las células T que controlan las funciones inmunitarias humanas. Enfermedades como el cáncer y la corona serán ventajosas si incluso se puede activar el timo. Podrás decir eso.

A partir de esto, si se activa el timo, la función inmunológica subirá. Y aparentemente, si puedes progresar a la experiencia del despertar, podrás reconocer la existencia del timo con tu piel, y podrás practicar cómo usar la energía del amor y la amistad todos los días para activar el timo. Bueno, estoy empezando a ser capaz de decir eso.

Por ahora quisiera agregar que puedo reconocer la sensación del timo, pero esto tiene un significado especial.

En el proceso real de despertar, mi cuerpo se volvió demasiado sensible y sentí que estaba trascendiendo el género. Como resultado, en el proceso de activación de varios órganos, sentí una sensación que parecía una "mariposa" en el timo.

En mi caso, siento que se puede describir como una "bisagra", y también siento que se puede comparar con un ala. Creo que algunas personas lo perciben como un pájaro. Quizás, me imagino que la forma de captar y sentir cambiará dependiendo de la persona.

Por lo tanto, creo que en el futuro aparecerán en el mundo varias formas de expresión distintas de las expresadas aquí. Tuve un sentimiento tan especial.

Por supuesto, creo que tenemos que demostrar esto. Sin embargo, no soy un profesional médico. Así que no tengo ni idea de cómo demostrarlo. También habrá que verificar si es una experiencia de despertar que me pasó solo a mí o una experiencia que le puede pasar a cualquiera. En mi experiencia, se necesitan tres años para experimentar el despertar.

Si tratamos de probar esto en forma de verificación o ensayos clínicos, ¿cuántos años pasarán hasta que se establezca el sistema técnico? Si puedo o no probarlo en mi vida también se desconoce en este momento.

Entonces, leyendo este artículo ahora mismo, estás de suerte.

Si lee este artículo y le gustaría tener una experiencia de ascensión o una experiencia de despertar, lea el resto de este libro detenidamente. Me gustaría presentarles cómo usar la energía del amor y la amistad.

Volviendo a la historia original, imagino que los antiguos ermitaños experimentaron esta experiencia de despertar, dominaron la activación del timo y vivieron aprovechando al máximo esta experiencia. Es solo una hipótesis, pero me imagino que si tuve esta experiencia y la usé cuando la atención médica estaba al nivel de los viejos tiempos (hace unos 500 años), podría haberme vuelto como un ermitaño.

En los tiempos modernos, el nivel de atención médica ha aumentado demasiado y está cambiando a una era que incluso se dice que es "una era en la que no podemos morir". Por lo tanto, ahora estamos en una era en la que podemos resolver problemas con el poder de la medicina sin convertirnos en ermitaños.

Sin embargo, si puede vivir mucho tiempo con el poder curativo natural de los humanos, sería mejor usar el poder del poder curativo natural. Bueno, entonces, me gustaría introducir la esencia de la historia principal.

A partir de aquí, presentaré la historia de la corriente de aire ascendente (ascensión), las contramedidas, las medidas de alivio, etc., junto con la historia en el momento de la experiencia del despertar.

CORRIENTE ASCENDENTE

La experiencia de la corriente ascendente (ascensión) puede verse y sentirse diferente según la persona. Le agradecería que pudiera referirse a los contenidos que voy a presentar a partir de ahora a modo de ejemplo. Por favor, comprenda de antemano que lo que le voy a contar no necesariamente sucederá.

Te lo contaré como mi historia de experiencia.

A mediados de julio de 2019, asistí a cierto seminario. Ahí fue donde conocí a Crystal Healing. Continué con la curación con cristales casi todos los días.

Aproximadamente 3 meses después, antes de que comenzara la primera ascensión, me gustaría compartir con ustedes algo que me impactó. Cuando estaba haciendo la curación con cristales, vi una imagen de una gran flor de loto que brotaba de la base, o más bien, del centro de la entrepierna y los pétalos se abrían.

También, cuando comenzó la primera corriente de aire ascendente (ascensión), sentí la luz brillando en mi corazón en mi sueño. Era como mirar en el centro de tu corazón en un estado de ensueño.

Alrededor de este tiempo, reconozco que fue un tiempo en el que pude reconocer claramente la existencia interna que es inherente a mí, sentir el sentido de la existencia con mi piel y enfrentar la maravilla del cuerpo humano.

Cuando experimenté por primera vez las corrientes de aire ascendentes (ascensión) que subían a mi corazón, estaba verdaderamente asombrado.

Es como decir, "¿Qué diablos es esto?"

Desde esa experiencia, las historias sobre el sistema invisible, la ascensión, el aumento vibratorio y la ascensión dimensional que se han hablado en las calles no son historias de locos específicos, sino eventos que le pueden pasar a cualquiera.

También, cuando la corriente de aire ascendente (ascensión) se acercaba a la garganta por encima del corazón.

Me sorprendió escuchar los bajos bajos que resonaban con "ahhh", los medios sólidos y los agudos débilmente reverberantes, todo en un sonido envolvente como si muchas voces estuvieran cantando al unísono. Aún lo recuerdo.

Hasta este punto, recuerdo que sucedió alrededor de 3 a 6 meses después de que comencé la curación con cristales.

Además, aproximadamente medio año después de comenzar la curación con cristales, pude usar la energía del amor sin usar cristales. Desde entonces, he practicado el uso de la energía del amor y la amistad sin cristales.

En cuanto al período, practiqué la curación con cristales durante medio año y practiqué cómo usar la energía del amor y la amistad durante aproximadamente dos años y cuatro meses. 2 años y 10 meses en total.

En el proceso de continuar con la corriente ascendente (ascensión), en algún momento, la corriente ascendente (ascensión) comenzó a ocurrir hasta el interior del cráneo por encima de la garganta.

2 años y 10 meses después

La Ascensión otorga un rayo de esperanza a medida que se adentra más en el cráneo. Sin embargo, también puede ser una imagen del infierno para algunas personas. Yo sufrí.

Como resultado, me dieron el dicho, "El que avanza sin resistencia, gana." Sin embargo, me enfrenté a una situación física que trascendía el género. Como resultado, llegué a una situación en la que no pude evitar resistirme. A pesar de las palabras que me habían enseñado, llegué al límite de mi paciencia y por primera vez resistí el fenómeno que ocurrió en mi cuerpo.

Entonces, fui atormentado por escalofríos, escalofríos, miedo y ansiedad, y enfrenté el momento en que estaba preparado para morir. Mantendré los detalles en secreto, pero realmente fue una imagen del infierno.

Y fui llevado al punto en que comencé a decir hechizos para convencerme a mí mismo: "Soy un hombre, soy un hombre". Solo soporté.

Y desde aquí, nos precipitaremos hacia la experiencia del despertar.

KAGOME

Kagome, Kagome, Kago no naka no tori wa, itu itu deyaru Yoake no ban ni, turu to kame ga subetta, ushiro no syoumen daare.

*Esto está escrito con pronunciación japonesa.

Si eres japonés, es una canción que solías tocar cuando eras niño. Sin embargo, cuando lo leí después de pasar por una experiencia de ascensión, me sorprendió el contenido de la canción y me di cuenta de que era un poco diferente de la impresión que tenía cuando era niño. Este capítulo le informará sobre esto.

Esta canción parece tener una palabra ligeramente diferente dependiendo de la región. La mayoría de ellos dicen lo mismo, así que aplicaré las palabras introducidas al comienzo de este capítulo para expresarlos.

Kagome, definitivamente tomé esta palabra como una canción infantil que estaba con los ojos vendados y rodeada por una gran cantidad de personas. Sin embargo, después de experimentar la corriente ascendente (ascensión) y leerla, me doy cuenta de que no significa eso en absoluto.

"Kagome, Kagome", esta kagome significa ojos de canasta, ojos de canasta. Bueno, es una imagen de una mezcla de triángulos y triángulos invertidos, en forma de estrella de seis puntas.

Entonces, ¿qué significa "Kago no naka no tori wa"? El significado se puede anotar de varias maneras. El primero es Torii. Torii significa una puerta construida en la entrada de un santuario.

Desde mi experiencia de ascensión, esta es la parte de la "bisagra". En términos médicos, es el timo que vive ligeramente por encima del corazón, que también es el núcleo central de los seres humanos.

Parece un pájaro según se mire.

Durante la ascensión, me sentí como una mariposa. Sin embargo, dependiendo de cómo se mire, puede parecer un pájaro. Incluso si lo expreso como un pájaro, no siento ninguna incongruencia. Ambos son seres voladores. Así que el segundo es un pájaro.

Y "itu itu deyaru Yoake no ban ni" Esta palabra significa: "¿Cuándo? ¿Cuándo aparecerá? Noche de amanecer". Lo tomo en el sentido de que expresa el estado de anticipación y confusión.

Fue la noche antes del amanecer cuando sentí por primera vez la mariposa caliente y enérgica (timo).

En el clímax de la ascensión, que conduce a una experiencia de despertar, pude sentir claramente las cálidas mariposas.

Y sobre el significado de "turu to kame ga subetta", entiendo que esta palabra significa que la tortuga resbaló, no la grulla.

Para explicarlo pictóricamente, creo que hay una imagen como un caparazón de tortuga dentro de una estrella de seis puntas que es un patrón de canasta, pero me gustaría que lo giraran un poco. Entonces puedes verlo.

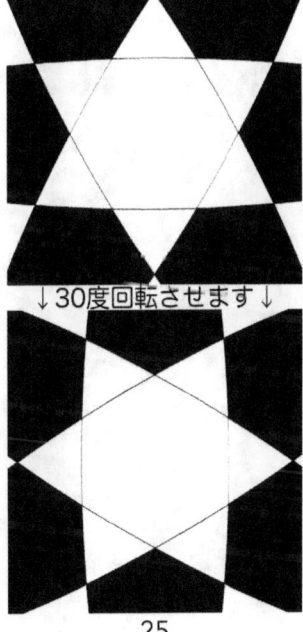

Y, "ushiro no syoumen daare" Este significado es comprensible para aquellos que han experimentado la corriente ascendente (ascensión) y progresado a la experiencia del despertar. Sin embargo, creo que es una historia que generalmente es difícil de entender.

Si el torii (entrada) de Kagome se expresa como "timo", entonces el santuario principal y el santuario frontal de Kagome son la parte superior de la cabeza. Bueno, es difícil ponerlo en palabras. También se puede expresar como la posición de "Enma", la posición de la "corona" o la posición del "frijol".

Desde mi punto de vista personal, "ushiro no syoumen daare", en concreto, lo veo como el ser interior que existe dentro de uno mismo.

かごめの説明 Descripción de Kagome

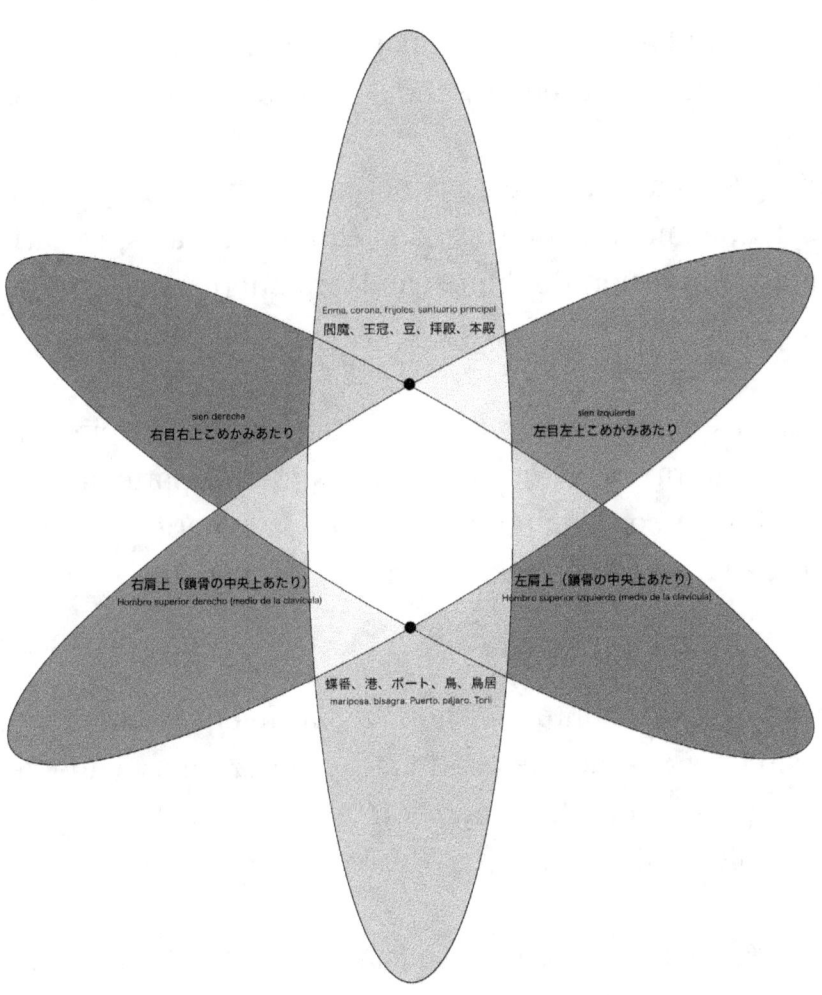

Además, cuando escuchas la palabra Enma, puedes pensar en algo aterrador.

También está la influencia de historias como Dragon Ball y Journey to the West, y así es como se percibe, pero para las personas que han experimentado la ascensión y el despertar, Enma se ve un poco diferente.

Enma significa una persona hermosa que está extremadamente entusiasmada con una cosa. Apreciaría que la impresión de Enma cambiara aunque sea un poco.

Además, "corona" se refiere a la amplia porción circular de la sutura sagital que conecta los huesos parietales del cráneo. La corona aparece antes de la experiencia del despertar que continúa la corriente ascendente (ascensión).

También, en cuanto al "frijol", el sufrimiento del infierno aparecerá después de continuar la corriente ascendente (ascensión). "Frijoles" aparecerá al final de ese sufrimiento infernal.

Las palabras no pueden explicarlo en absoluto, así que para explicarlo en términos médicos, la sutura entre el hueso frontal del cráneo y los huesos parietales izquierdo y derecho se llama sutura coronal.

El punto donde se cruzan la sutura coronal y la sutura sagital se denominará posición de "frijol".

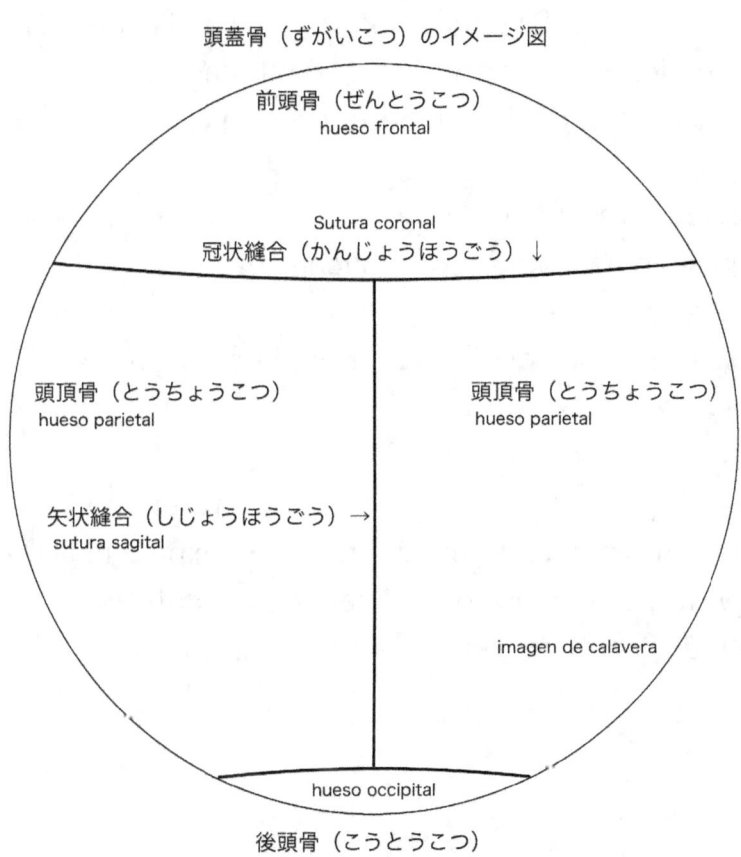

Te agradecería que lo transmitieras bien.

Sin embargo, estoy impresionado de que los viejos dijeran bien. Cuando era niño, me hicieron cantar y jugar con esa canción, y me educaron adecuadamente.

Además, el significado del juego y el significado de la exploración interior están bien combinados, y es demasiado maravilloso tener dos significados.

Realmente resume la Ascensión en sí misma, y no sé a quién se le ocurrió, pero es buena.

Pensé que la persona que escribió la canción era un genio.

Luego, a partir del próximo capítulo, presentaré la historia del momento en que tuve una experiencia de despertar, que se estaba volviendo loca antes de continuar con la experiencia de ascensión.

EXPERIENCIA DE DESPERTAR

amor y amistad. Cuando sepas cómo usar esa energía, la corriente ascendente (ascensión) sucederá.

Cuando puedes dominar la corriente de aire ascendente, evoluciona de la corriente de aire ascendente alrededor del ombligo a la corriente de aire ascendente que sube al pecho (corazón) y sube a la garganta y luego a la cabeza. centro del cuerpo y luego hasta la parte superior de la cabeza, te convertirás en una súper ascensión, y tendrás frijoles a cambio del tormento del infierno. Esto requiere precaución.

Cuando esto suceda, el deseo de ascender desaparecerá. En cambio, lucho desesperadamente por equilibrar mi mente y mis pensamientos. Se convierte en un patrón que ha sido bañado con agua fría.

Como resultado, se convierte en un estado de dejar ir todo e incluso la imaginación. También comienza a oscurecer todo el conocimiento que ha adquirido en su búsqueda interior.

Estoy en ese estado ahora mismo.

que estoy haciendo ahora

El pasado y el futuro son sueños. Las fantasías y los delirios son lo mismo que los sueños. Hasta los recuerdos son sueños. Si notas eso, dímelo ahora mismo, "Persigo el mundo visible". El mundo visible es real. El mundo visible es la realidad presente. Entonces, si comienzas a perseguir el mundo invisible, dilo ahora. "Persigo el mundo visible". Si haces eso, tus ojos estarán perfectos y no habrá secuelas.

Ahora tu cabeza comienza a sincronizarse con el presente.

Hay algo que quiero que hagas a continuación. Quiero que conectes el torso y la cabeza del cuerpo y sincronices. Cuida tu respiración. No tienes que pensar en cuántos segundos para exhalar y cuántos segundos para inhalar. estoy vomitando ahora estoy fumando ahora Esto es suficiente. Cuando comiences a respirar en vivo, la cabeza y el cuerpo que están sincronizados con el presente comenzarán a trabajar juntos. Tendrás espacio en tu corazón.

Cuando tu mente está en este estado, te sientes a gusto. Si te encuentras en un estado de confusión incontrolable después de dominar la Ascensión, lee este artículo. Tu mente y tu cuerpo seguramente se restablecerán.

que paso despues de escribir esto

El resultado de dejar ir todo, incluso la imaginación. Me pregunto si mi cuerpo estaba listo, y de repente dejo ir incluso los sentidos de mi cuerpo.

Se llama la fórmula secreta y es la forma en que todo el mundo va.

Ocurrió en contra de mi voluntad. Y ni siquiera sé si estoy respirando o no, ni siquiera puedo sentir mi cuerpo, simplemente está ahí. Pero aquí está. Era sólo la sensación de decir.

Es un sentimiento de que incluso los pensamientos no existen.

Luego, cuando pensé que mi cabeza estaba acalambrada, mis sentidos regresaron a mi cuerpo, sentí una respiración superficial y mis pensamientos regresaron.

¿Qué es esto? ··· y empiezo a analizar, y al final, busco palabras que sean similares a esta experiencia de mis recuerdos de experiencia hasta ahora, pero incluso si se me ocurren varias palabras y las aplico, en el momento en que las aplico, me siento que las palabras eran mentira, y me di cuenta de la contradicción de explicar las cosas con palabras.

Me sentí como si estuviera inmerso inconscientemente en la meditación. Ponerlo en palabras sería una mentira.

Por el momento, solo para estar seguro, enumeraré solo lo que pensé en ese momento, con el significado de no olvidar mi intención original.

Me pregunto si se siente como un sabor a paz··· ¿Es este el "nada" que dice la gente? ¿Es esto samadhi? Sin embargo, no puedo evitar ver "la nada" y samadhi como palabras falsas. Si escribimos "nada", podemos concluir que no podemos decir "nada" porque tenemos la sensación de que "solo está ahí, está aquí". Parece que la palabra samadhi significa enfocar la mente de uno en una cosa y lograr un estado mental estable, pero yo mismo no siento que mi mente esté enfocada en una cosa en absoluto. Probablemente no sea samadhi porque está sucediendo sin mi voluntad.

¿Qué es esto? Como resultado del análisis, no puede haber nombre para este estado, puede expresarse como el punto último de éxtasis, pero noto que la impresión de las palabras transmitidas ha cambiado. Puede ser engañoso para aquellos que leen esta oración por primera vez. Si miras solo esa parte, parece falso. ¿"Felicidad" otra vez? Si lo analizas, parece significar felicidad suprema (corazón satisfecho). No, no es así···

Puede terminar siendo así, pero no da ese tipo de impresión física y emocionalmente.

Ponerlo en palabras sería una mentira. ser una mentira Se puede decir que es un estado que no se puede expresar con palabras, pero ¿qué es al final? No puedo explicarlo.

Sentí la sensación de decir eso.

Después de esa experiencia, tuve una idea.

"Bueno, pensar era un sueño en sí mismo".

Si está interesado en la corriente ascendente (ascensión) después de leer este texto y quiere experimentarlo, experimente cómo usar la energía del amor y la amistad.

Si esto funciona para usted o no, depende de usted. Esperamos que lo disfrutes.

POLÍTICA DE RESCATE

Cuando comienzas a disfrutar de la corriente de aire ascendente llamada ascensión, la corriente de aire ascendente alrededor del ombligo (Ascensión), la corriente de aire ascendente alrededor del corazón (Ascensión), la corriente de aire ascendente alrededor de la garganta (Ascensión) y la corriente de aire ascendente precipitarse en el cráneo (Ascensión).experiencia Cuando eso suceda, comenzarás a experimentar el sufrimiento y el paraíso, que es exactamente lo contrario del placer de tener una sensación de felicidad.

Cuanto más "asciendas", más sufrirás, más experimentarás escalofríos y más agotado mentalmente estarás hasta el punto en que dejarás de "ascender". Bueno, empiezas a tener el tipo de síntomas que se diagnostican médicamente como esquizofrenia o depresión.

Así que ten cuidado.

En mi caso, simplemente me gusta leer libros, y los libros que leí me ayudaron. Me gustaría presentar los resultados con mis propias palabras.

El estado de preocupación por el pasado o el futuro se denomina divagación mental.

Como resultado de experimentar las corrientes de aire ascendentes (ascensión) que ingresan al cráneo, fui atacado por escalofríos, escalofríos, miedo y ansiedad, y caí en un estado mentalmente acorralado. Como resultado, me di cuenta de que estaba persiguiendo demasiado de lo que no podía ver.

Mientras tanto, escribiré lo que noté.

Hasta ahora, cuando mis recuerdos del pasado aparecían en imágenes fragmentarias, siempre los recordaba y me preguntaba cómo era en ese entonces. Me di cuenta de que tal repetición, un bucle, era en realidad una forma de perseguir un mundo invisible. Entonces, cuando declaré: "Regresaré a la forma de perseguir el mundo visible", y regresé, descubrí que esto me había atormentado hasta ahora. Me di cuenta de que los recuerdos del pasado son datos memorizados y fantasías infladas con imágenes, es decir, delirios.

Una vez que entendí eso, me di cuenta de que la imaginación de lo que haría si ganara el primer premio de la lotería, o en otras palabras, los delirios, era una forma de búsqueda excesiva de algo invisible. Esto no es más que una visión del futuro que dice: "Ojalá fuera así". Al final, es como las fantasías y los delirios de los recuerdos pasados, y es una figura que persigue demasiado las cosas invisibles. Tenía una realización

Para ser honesto, he llegado a pensar que puedes cambiar tu conciencia considerablemente simplemente cambiando tu conciencia para perseguir lo que puedes ver.

De todos modos, cuando empiezo a perseguir lo invisible (pasado y futuro), creo que sería bueno si pudiera adquirir el hábito de reiniciar diciendo: "Voy a volver a perseguir lo visible".

Pero en caso de que te encuentres con escalofríos, escalofríos, miedos e inseguridades que no puedan resolverse volviendo a tu búsqueda de lo visible, esto es lo que necesitas saber.

Es esto.

El secreto del dedo anular. método de relajación. Es una manera de relajar tu cuerpo.

Cada uno de los cinco dedos de la mano tiene su propio uso y significado. Lo presentaré mientras lo cito.

Yagyu Shinganryu

▪ Hablando de los dedos de la mano, hay tres flujos de fibras musculares en la mano.
El primero es el flujo del "pulgar",
El segundo es el flujo del "dedo índice" y el "dedo medio",
El tercero es el flujo de "dedo anular" y "dedo meñique".

～El significado de cada dedo～
 • Pulgar: poder fuerte, el pulgar es el último en el que confiar. (Úselo solo cuando quiera transmitir potencia)
 • Dedo índice: potencia para extender
 • Dedo medio: dedo giratorio. Girar la mano alrededor del dedo medio facilita el giro.
 • Dedo anular: solo el dedo anular tiene nervios simpáticos y parasimpáticos. sensible. Los más sensibles.
 • Dedo meñique: los niños mantienen unida a la familia: el dedo meñique tiene la capacidad de unir la fuerza de los otros dedos.

Cita: luchador de artes marciales Katsunori Kikuno
https://www.youtube.com/watch?v=8H6LtISZ8Bw

No soy un artista marcial, así que no golpeo a la gente, pero me interesa el significado de los dedos y cómo usarlos. Sentí que se podía desviar a cualquier cosa, así que comencé a investigar a mi manera. Voy a presentar lo que he aprendido en él.

Si está asumiendo que golpeará, como en las artes marciales, creo que será apretando el dedo meñique y el dedo anular.

Una forma que enfatiza golpear

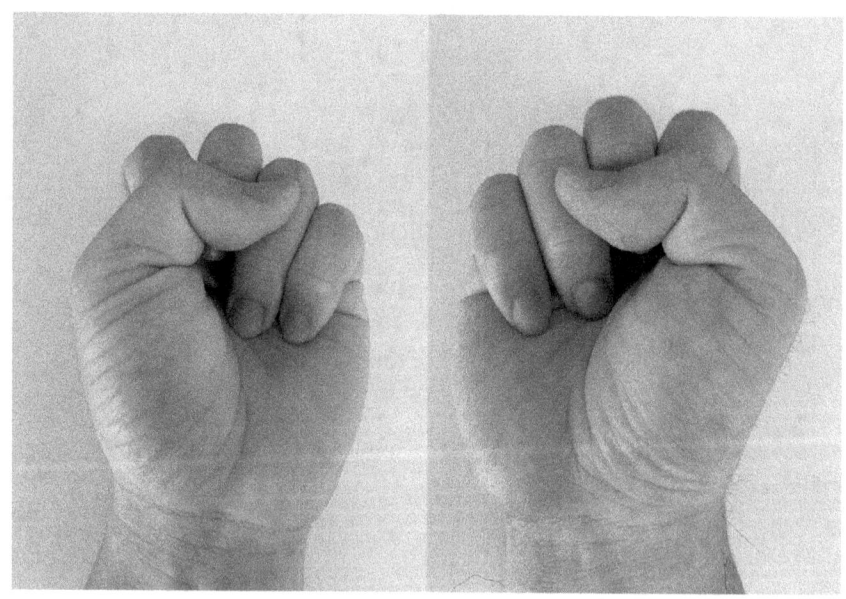

Sin embargo, esto inevitablemente ejercerá mucha fuerza sobre el dedo meñique y el dedo anular. Cuando lo probé mientras caminaba, se volvió más fácil, pero sentí que me causaba un poco de tensión en los hombros. El resultado de mejoras repetidas. Ideé una manera de sostenerlo sin apretarlo. Para caminar.

forma de no agarrar

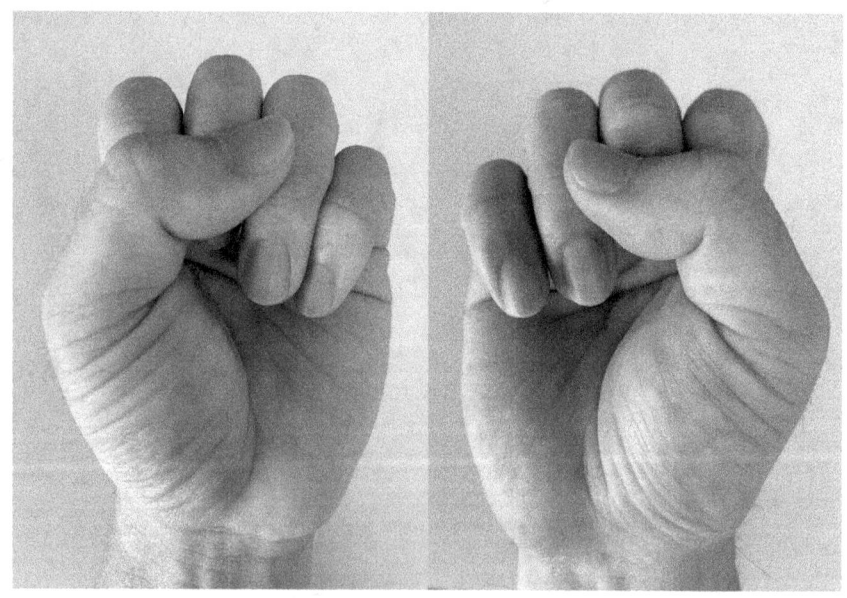

La clave es sentir que tu pulgar toca ligeramente tu dedo anular. Es importante no apretar, no forzar.

A continuación, presentaré cómo usar el dedo anular que la gente común puede usar a diario. Se coloca en la uña del dedo anular con la palma del pulgar ligeramente tocada. Déjalo como está sin ningún esfuerzo. Entonces el peso sobre tus hombros desaparecerá. Disfruta de la sensación de estirarte hasta los dedos de los pies. Sentirás una buena sensación que nunca antes habías sentido.

El efecto es notable.

cuando se descubrió por primera vez

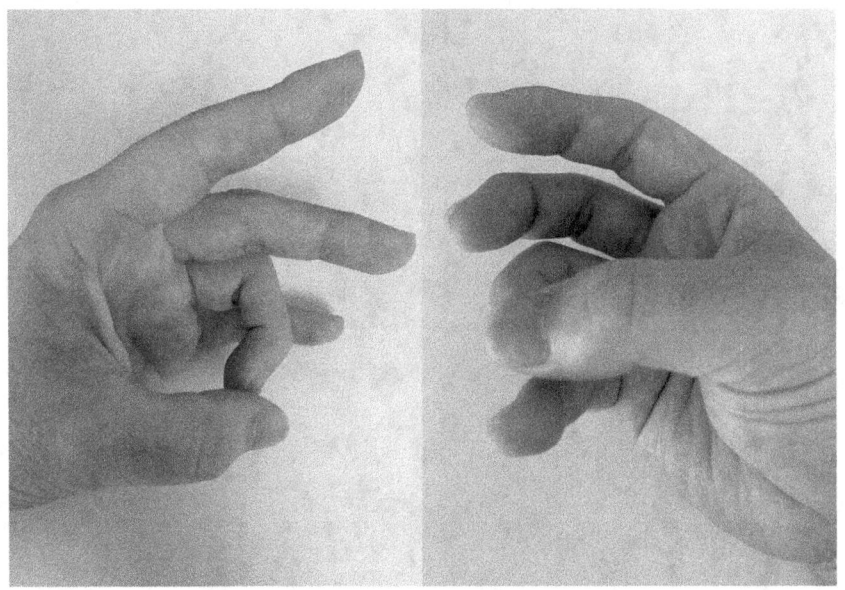

Esto es lo que pasó cuando me acostumbré. Sin embargo, la sensación de estirarse hasta la punta del dedo va disminuyendo.

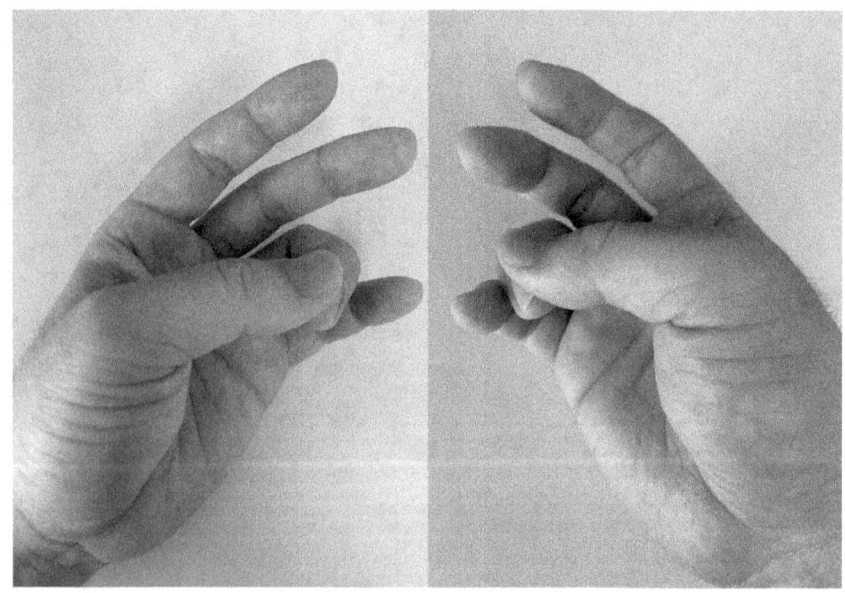

Siento que sucede lo contrario cuando junto los dedos en lugar de tocarme las uñas. Siento que me tiemblan las manos y estoy en un estado de excitación. Deberías ser cuidadoso.

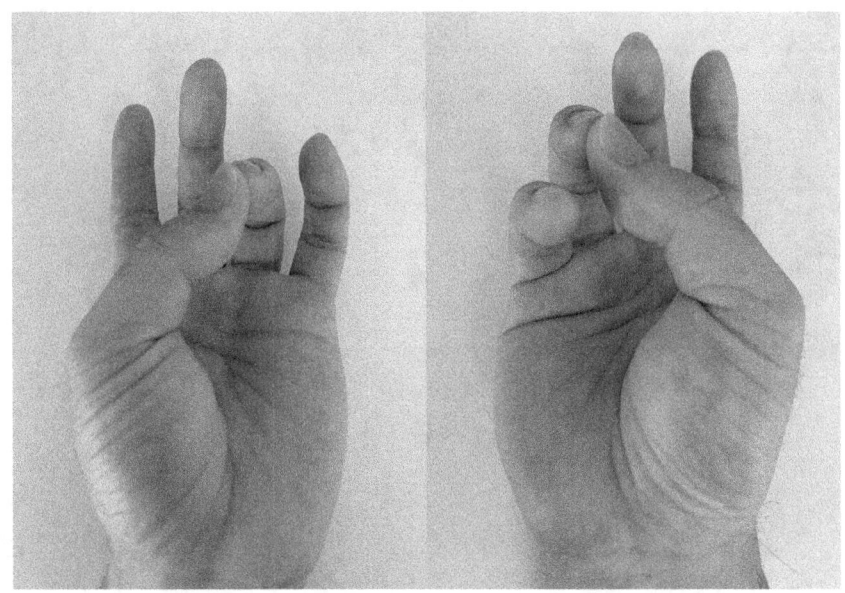

Si pones tu pulgar en la uña y la piel de tu dedo anular, naturalmente se convertirá en un signo de paz. Sentí que mis hombros y mi cuello estaban siendo protegidos.

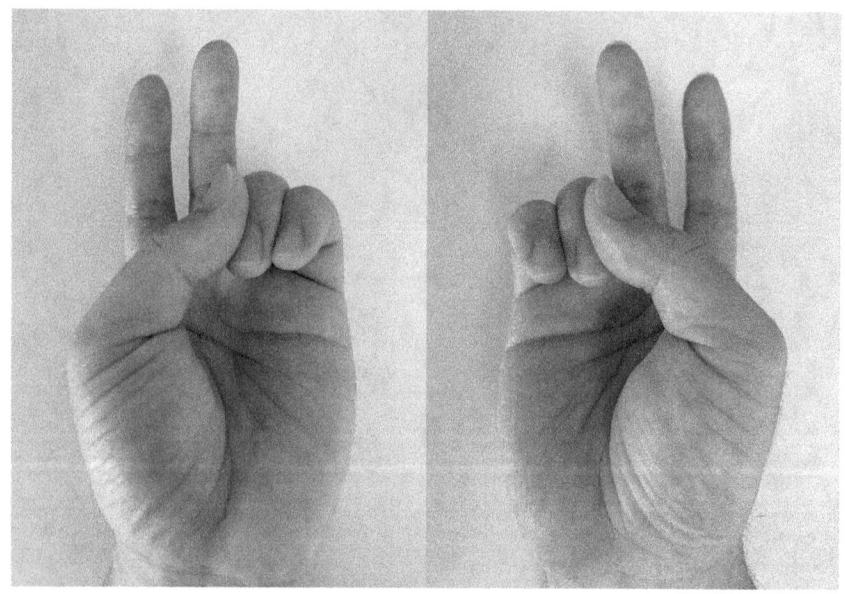

Toque ligeramente la punta de la palma de su pulgar en la primera articulación de su dedo anular para que sienta que su pulgar toca la articulación de su dedo anular. Luego, coloque suavemente la palma de su pulgar para que toque la uña de su dedo anular. Es una diferencia muy pequeña, pero hace una gran diferencia.

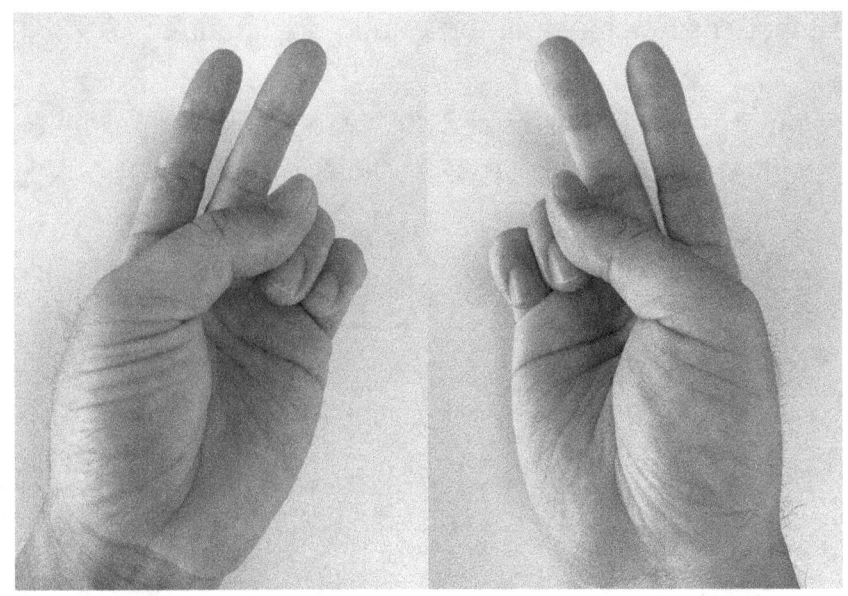

Estoy tan impresionado con esto.

Cuando toqué la parte posterior de mi dedo anular con la palma de mi pulgar, sentí que todo mi cuerpo estaba relajado e incluso mi mente se estabilizó. Tengo la hipótesis de que el sistema nervioso parasimpático está en un estado dominante. También, tal vez, planteo la hipótesis de que colocar la palma del pulgar en el lado de la palma del dedo anular hace que los nervios simpáticos funcionen en un estado dominante.

Si quieres resultados inmediatos, creo que esta forma es efectiva.

Me gustaría presentar una cosa más.

Es solo una forma de doblar un poco el dedo anular. Solo esto. Esto solo es sorprendentemente efectivo. Es un tipo que produce resultados lentamente, incluso si no es efectivo. Sería bueno incorporarlo a los gestos casuales habituales.

Relájate naturalmente.

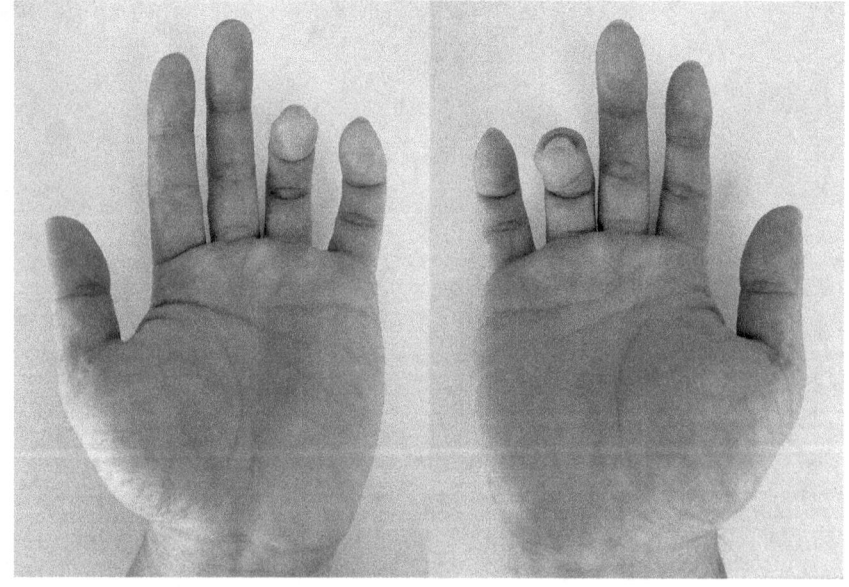

Este es el secreto del dedo anular. método de relajación. Es una manera de relajar tu cuerpo. Por favor, trate de recordar cuándo está realmente en problemas.

Aun así, el disfrute de las enseñanzas continuó. Recibí una revelación de una gran cantidad de información, como la historia de Kagome y la historia de Enma. Ni siquiera puedo leer las notas porque estoy tan asustada que experimenté el dolor, la ansiedad y el miedo, e incluso ahora no puedo pensar en leer las notas.

significado de enma

Una hermosa trayectoria seguida de coronas, reinas y los que reciben el fruto de la vida. Enma, cuando está escrito en kanji, suena extrañamente aterrador, pero su verdadero significado es Enma (una persona hermosa que está demasiado entusiasmada con una cosa).

Le agradecería que pudiera leerlo con el significado de lo que dije.

Significado de kagome

Kagome, si lo escribes, serán los ojos de la canasta, y si lo dices rotundamente, será un hexagrama. Significa un patrón de imagen en el que un triángulo y un triángulo invertido se cruzan. En términos simples, es un diagrama de luz.

Un primer plano de una estrella de seis puntas llamada Kagome.

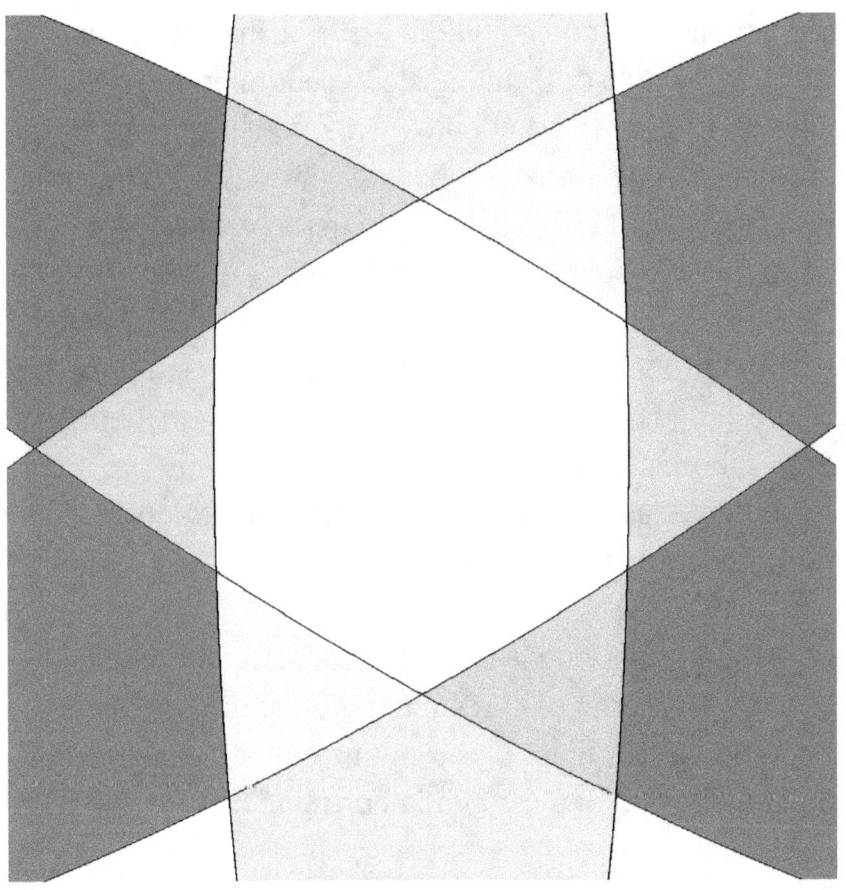

Sin embargo, también hay esperanza, e incluso en un mundo tan cruel, hay un mundo real que puedes sentir con un sentido invisible. Si lo haces mal experimentarás el dolor de sentir escalofríos, escalofríos, miedo y ansiedad.

Sin embargo, si no comete un error, disfrutará de la dicha y el paraíso. Llamémoslo el sentimiento de coexistencia de pensamientos y mente, el sentimiento de coexistencia de corazón y pensamientos, el sentimiento de felicidad y dicha mientras el cuerpo está relajado. Sentí que estaba disfrutando del gozo celestial.

Cuando probé esa sensación, esto es todo, esto es todo, esto es lo que he estado experimentando hasta ahora. Para saborear esto, he continuado la corriente ascendente (ascensión) todos los días. Siento que me estoy recuperando del estado mental débil.

Pero aquí es donde las cosas se vuelven importantes. No sé la razón, pero como resultado de continuar con la corriente ascendente, pasaré a un estado que se puede decir que es una adicción a la corriente ascendente (ascensión).

Cuando eso suceda, independientemente de su voluntad, la corriente ascendente (ascensión) ocurrirá en rápida sucesión, y será una locura sin importar el día o la noche. Cuando esto sucedió, decidí que no podía manejarlo sola y comencé a depender del hospital.

Pero ten cuidado con esto. Los médicos son personas que nunca han tenido una experiencia de ascensión. No importa cuánto me queje de mis síntomas con el médico, solo piensan que estoy loco. El médico pronto hablará sobre centrarse en la terapia con medicamentos. Tuve una epifanía.

Me pregunté a mí mismo:

¿Eres lo suficientemente descriptivo para hacer que la Ascensión sea comprensible para los demás? Mi respuesta fue NO. Por lo tanto, incluso si confía en el médico, no se derivará la respuesta. No hay otra forma que interactuar pacientemente con su propio cuerpo y construir un método de afrontamiento.

Sin embargo, en los tiempos modernos, puedes aprender a lidiar con eso a través de los libros. Las contramedidas son posibles. Cuando mejoro un poco, verifico si ese método es correcto o no, y cuando hago una distinción entre lo que se debe hacer y lo que no se debe hacer, la respuesta se irá viendo poco a poco.

En mi caso, afortunadamente, fui bendecida con libros y, afortunadamente, pude verificar mi patrón de vida, patrón de pensamiento y patrón de comportamiento.

Una vez que pude hacer eso, pude reducir gradualmente el dolor, los escalofríos, el miedo y la ansiedad que había experimentado hasta ese momento, y recuperé la compostura.

Y he aprendido algo. Aparentemente, si solo se levanta un lado, el sufrimiento será causado por el juicio de Enma (corona, frijol), y escalofríos, miedo y ansiedad saldrán a la superficie y experimentarán sufrimiento.

No sé por qué, pero si levanto ambos lados en lugar de solo uno, parece que puedo disfrutar de la máxima felicidad y paraíso.

Sin embargo, lo evaluaré admitiendo que la verificación es necesaria a partir de ahora. El Paraíso y el Infierno son dos caras de la misma moneda, y dependiendo del patrón de pensamiento, el patrón de comportamiento y el patrón de vida de la persona, parece que pueden ir a cualquiera de los dos.

Voy a explicar el patrón de pensamiento que estoy recibiendo en este momento. Si comienzas a perseguir algo que no puedes ver, debes ser el primero en notarlo y decirte a ti mismo: "Volveré a perseguir algo visible".

Esto le permite escapar de las fantasías y delirios asociados con los recuerdos del pasado. También te permite romper con las fantasías y los delirios del futuro inexistente opuesto.

Esto es solo una hipótesis, pero creo que podremos disfrutar del paraíso al 100% disfrutando de la dicha tal como es, sin imaginar fantasías extrañas o delirios. Quizás estamos diseñados para experimentar sufrimiento, escalofríos y escalofríos, miedo y ansiedad cuando cruzamos esa línea.

Por el momento, he llegado a entender un poco sobre eso, así que informaré y explicaré.

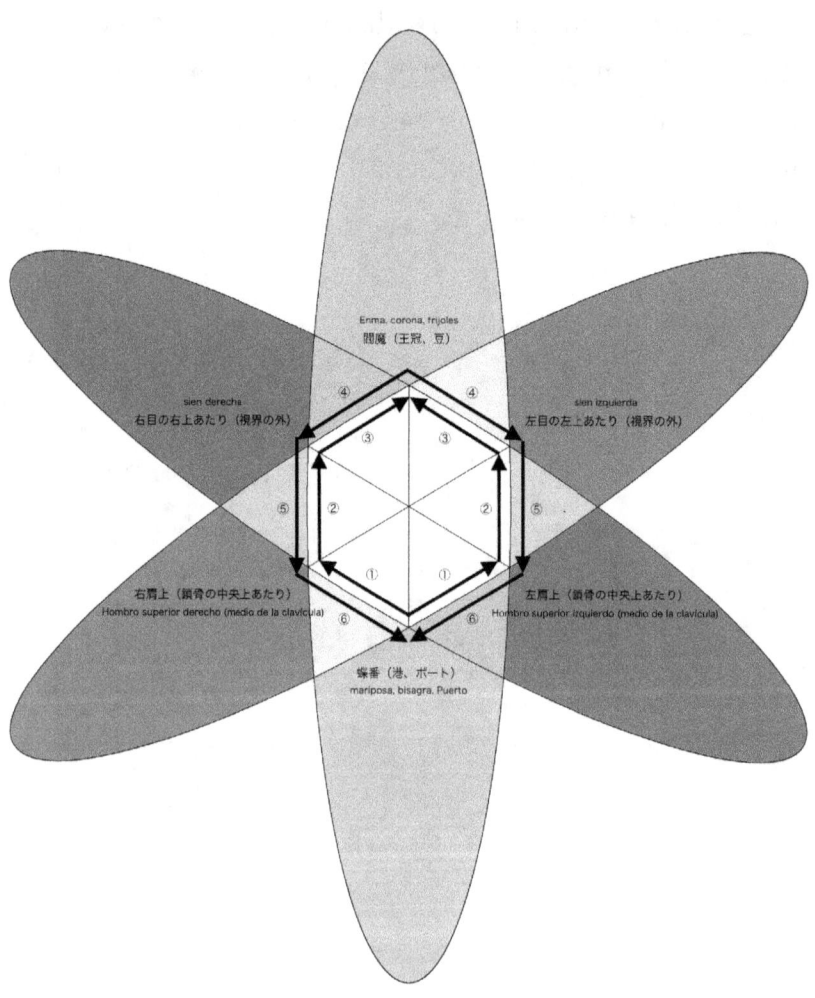

La parte de la bisagra (la parte donde está escrito el puerto) es el punto de partida. Luego, siguen las rutas izquierda y derecha al mismo tiempo y proceden al destino llamado la parte Enma (corona, frijol) (1, 2, 3 en notación numérica se siguen al mismo tiempo a la izquierda y a la derecha en orden).

Esto mueve intencionalmente la energía del corazón hacia la energía de la cabeza. Y cuando llegas a la cima, esperas el juicio de Enma. Cuando se tome la decisión de Enma, siga las rutas izquierda y derecha al mismo tiempo y regrese a la parte de la bisagra (puerto) (4, 5, 6 en notación numérica se siguen al mismo tiempo a la izquierda y a la derecha).

Esto hace que la energía de la cabeza descienda intencionalmente hacia la energía del corazón. Entonces experimentarás el gozo y la dicha supremos. Si no sigue este método, se convertirá en sufrimiento (escalofríos, miedo, ansiedad), así que tenga cuidado.

Ah, así es, la parte de la bisagra (puerto). Hablaré de dónde está esa posición en función de mi subjetividad. Si lo escribes como está, puede ser tomado como un corazón. Algunos pueden pensar que es el corazón.

Sin embargo, en mi sentido, es una posición un poco más alta.

Como el sentimiento que siento con mis sentidos es como una mariposa, lo expreso como una bisagra.

En cuanto a los órganos médicos, creo que es el timo ubicado sobre el corazón.

Hay algo interesante al respecto que no se puede ver a simple vista.

También la parte de Enma (corona, frijol). También hablaré de dónde está esa posición desde mi punto de vista subjetivo. Pensé que la corona podría estar asociada con el área ancha del cráneo que se sutura sagitalmente entre los huesos parietales del cráneo, por lo que también lo expresé como un frijol.

Los frijoles continúan subiendo (ascensión) y aparecen al final de su sufrimiento. Las palabras no pueden explicarlo en absoluto, por lo que en términos médicos, la sutura entre el hueso frontal y los huesos parietales izquierdo y derecho del cráneo se denomina sutura coronal.

El punto donde se cruzan las suturas coronal y sagital es la posición del frijol. Alternativamente, procederé expresándolo como la posición de Enma (corona, frijol).

Este también es similar al "timo", y lo interesante es que no se puede ver a simple vista.

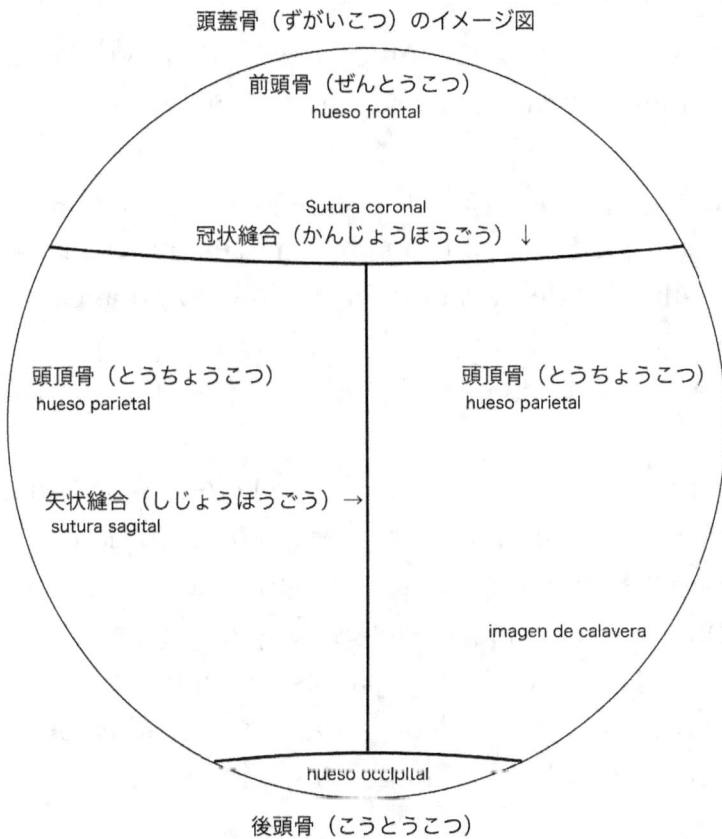

Además, la razón por la que se llama Enma es porque el acto de esperar el juicio de la existencia de la corona y los frijoles se parece mucho a la imagen de Enma que aparece en el Viaje al Oeste y Dragon Ball, que leí hace mucho tiempo.

Me acordé de estas historias por la forma en que la energía vital se eleva en orden desde la bisagra (timo) en una fila, y pensé que era muy similar.

Además, este nombre es una subjetividad personal, y creo que puede ser otro nombre. Ya sea que llames a la parte superior de tu cabeza el Juicio Final, o al centro de tu pecho el Arca que sale del puerto, creo que puedes llamarlo como quieras.

Lo importante es dejar que la energía del timo (bisagra, puerto) suba tanto por la izquierda como por la derecha, y esperar el juicio de la parte superior de la cabeza (Enma, corona, frijol). Después de que se dé el veredicto, deje que la energía descienda tanto hacia la izquierda como hacia la derecha, devolviéndola al timo (bisagra, puerto) donde también se encuentra.

Creo que es seguro llamar a esto Portland o Utopía. Además, creo que no tomar decisiones sobre nombres dará esperanza y gloria a las generaciones futuras.

Porque estoy pensando en esto, parece que estoy persiguiendo lo que no puedo ver. Una vez que te des cuenta de eso, ahora es el momento de volver a perseguir lo que puedes ver. Mientras escribo este artículo, haré una declaración.

Con este método, hasta ahora, puedes disfrutar de la felicidad y el paraíso más finos sin ningún problema. Por el momento, me siento seguro.

La razón por la que decidí publicar este artículo es que aprendí la sanación que promueve la ascensión, como la sanación con cristales, y la practiqué todos los días, experimenté la ascensión y experimenté una situación dependiente de la ascensión. Si hay personas que sufren de esto, Pensé que si podía ser una de las soluciones y remedios para ellos, no tendrían que sufrir como yo, así que decidí hacerlo público.

Además, en lugar de expresarlo como una corriente ascendente, a veces se le llama ascensión del Kundalini en el mundo del yoga. Por lo tanto, es mi más sincero deseo que pueda ser una solución o un remedio para aquellos que tienen problemas con el Síndrome de Kundalini.

Además, si alguien está interesado en la corriente de aire ascendente (ascensión), solo daré consejos. Por lo general, aquellos que describen la corriente ascendente (ascensión) solicitan a las personas al afirmar que les dará placer. O puede que te inviten a disfrutar de la dicha.

Pero ten cuidado. A cambio de ese placer, también se prepara el mejor infierno. Para ser honesto, no me siento cómodo recomendando el método de ascensión a las personas porque puede ser una imagen de vida o muerte.

Según mi experiencia, no lo recomendaría.

Por lo tanto, si actúa de una manera que promueva la corriente ascendente (ascensión), experimentará escalofríos, miedo y ansiedad, y será invitado a una perspectiva de vida o muerte. Está bien si quieres experimentar la máxima felicidad a cambio de ese infierno, pero si no lo haces, es mejor que nunca te involucres.

Este es mi consejo.

Además, si aún desea experimentar la corriente de aire ascendente (ascensión) después de recibir este consejo, aquí declararemos claramente que toda la responsabilidad recae en usted.

Además, no garantizamos ningún daño al cuerpo del cliente después de eso. Le pedimos que proceda a su propia discreción y bajo su propio riesgo.

Yo, el Sr. Takashi 2baki, no seré responsable de ninguno y todos los fenómenos causados por los métodos que presento. Tenga en cuenta. Por favor, hágalo bajo su propio riesgo.

Continúe solo si está de acuerdo con esto.

PREFACIO

*Precaución: cuando la corriente de aire ascendente (ascensión) llega al interior del cráneo, se convierte en un estado de desmayo mental. No sabrás si estás despierto o dormido, y experimentarás un estado de meditación incluso si no meditas.

Además, si te has equivocado en cómo ascender, o si estás haciendo algo que no se debe hacer (patrón de pensamiento, patrón de acción, patrón de vida, etc.), especialmente si lo estás experimentando por primera vez, puede experimentar escalofríos y miedo Estará en un estado en el que puede crear fácilmente sus propios sentimientos de ansiedad y ansiedad.

Es posible que su cuerpo se vuelva cada vez más sensible, reaccionando incluso a cosas triviales, y que su mente y su cuerpo se desequilibren fácilmente. Se debe tener especial cuidado en esta situación.

HISTORIA PRINCIPAL

A partir de aquí, presentaremos cómo sanar para avanzar suavemente la corriente de aire ascendente (ascensión). Le recomendamos que proceda despacio y sin prisas. De hecho, los clientes tardarán muchos años en llegar a la historia de Enma. En mi experiencia, tomó 2 años y 10 meses. Por lo tanto, está bien pensar que tomará tres años.

También tomará varios meses para que ocurran las primeras corrientes ascendentes (ascensión).

A mí me tomó de tres a seis meses. Por lo tanto, le recomendamos que proceda con paciencia.

Además, hay tres poderes que se necesitan en este momento.

• Imaginación para experimentar las sensaciones de ver, oír y sentir sin resistencia.

• La capacidad de observar y observar lo que sucede en este cuerpo.

• Entusiasmo que se puede llamar entusiasmo extraordinario para continuar sanando.

Si tienes estas tres cosas, deberías poder llegar allí.

Después de que comience a ocurrir la corriente de aire ascendente (ascensión), creo que el fenómeno hará que su corazón se acelere. Va a ser un momento realmente fresco y divertido, así que disfrútenlo al máximo.

Ahora, déjame enseñarte los conceptos básicos de la curación.

Esta vez, les presentaré el texto original tal como es, que les enseñé especialmente.

SANACIÓN CON CRISTALES

Un defensor de la sanación con cristales dijo:

Elija el cristal (piedra) que le atrae. Luego respiro hondo, cierro los ojos y llevo la piedra a mi corazón. Coloque ambas manos sobre su corazón.

Mientras inhala, dé la bienvenida a la presencia de la piedra en su corazón diciendo: "Por favor, le doy la bienvenida". Mientras exhalo, le doy a esta piedra el amor y la amistad que tengo al decir: "Por favor, acepta".

Luego, cada pocas respiraciones, haz el intercambio emocional que acabas de hacer. A medida que lo repita una y otra vez, gradualmente sentirá que la energía está circulando, así que hasta entonces, respire y transmita sus sentimientos.

Entonces, es igual de importante dar la bienvenida a la existencia de la piedra, y es muy importante ofrecer el sentimiento de amor y gratitud a la piedra.

La razón por la que es importante es que este sentimiento de amor y gratitud nutre la piedra. recibir nutrientes. Los sentimientos de amor y gratitud también son muy beneficiosos para el planeta. Te dará nutrientes.

Cuando interactúes con ese sentimiento, la energía aumentará gradualmente. Luego, la retroalimentación del otro lado se agrega cada vez, y crece cada vez más.

Y a medida que circula y crece, sale en espiral y forma uno de los patrones para la Ascensión. Pronto meditarás con este ser de piedra. Luego, haremos que conozcas y sientas la existencia de la piedra.

Entonces, al igual que antes, transmitiré mis sentimientos mientras respiro. Cada vez que recibes y das energía y lo haces con tu corazón, gradualmente la presencia de la piedra irá a tu corazón y te mostrará la imagen en tu corazón. Por favor, trate de experimentar tal sentimiento.

Luego, cuando veas la imagen de la existencia de la piedra en tu corazón, haz una pregunta. "¿Cuál es tu naturaleza y qué puedo co-crear contigo?"

Entonces, la respuesta de la existencia de la piedra en ese momento puede mostrarnos algo. Es posible que puedas ver algo por la presencia de la piedra. Es posible que le envíen una imagen en su forma. En otras palabras, si dices "Por favor", el paisaje cambiará gradualmente de esta manera y puede llevarte a varios lugares en tu viaje.

Entonces, cuando me viene una imagen, o un sentimiento de curación, no me resisto y dejo que se haga más grande y más fuerte con el sentimiento de "Por favor, muéstrame más", por favor. Y es una buena idea escribir lo que pasó.

Ahora cierra los ojos y prepárate. Luego concéntrate en tu respiración y coloca la piedra alrededor de tu corazón. Respira hondo y empieza a trabajar.

Termina tu meditación agradeciendo a los seres de piedra. Cuando haya terminado de agradecerle, prepárese lentamente y regrese aquí.

Cuando haya terminado, es una buena idea tomar notas antes de que se le olvide. Mi libro está hecho a partir de este memorándum.

¿Hay alguien que haya tenido un buen sentimiento en su corazón de esta experiencia?

El buen sentimiento que estás sintiendo en este corazón es ese sentimiento de que tu yo profundo, tu yo profundo, está en movimiento.

Y la próxima curación es especialmente importante.

Pasarás por el proceso de encontrarte con tu yo profundo.

CÓMO ENCONTRARTE CON TU YO PROFUNDO

Un defensor de la sanación con cristales dijo:

Busque dentro del corazón la imagen de una cueva que se abre hacia el corazón. Comenzará a descender desde la boca de la cueva. Sigue bajando y bajando hasta llegar al fondo.

Y cuando llegues al fondo, mira a tu alrededor. Hay un poco de luz allí. Si miras de cerca, puedes ver la puerta. Tu nombre está escrito en la puerta. Llama a la puerta cuando lo encuentres. Abre la puerta y entra.

alguien está parado allí tu ser interior profundo. Ofrece tu amor y amistad cuando te encuentres con este ser. Y gracias por abrir la puerta en el fondo de tu corazón. Transmito mis sentimientos desde el fondo de mi corazón.

Y pregúntale a tu yo profundo. Qué quieres que te diga. ¿Y qué puedo hacer al respecto?

Pase lo que pase después de eso, déjalo pasar sin resistencia.

Y luego vuelves por donde viniste. Voy a volver a mi corazón. Y tómate un descanso.

Ahora lleva la piedra a tu corazón y prepárate para la sanación con cristales. Bajas desde el corazón a la cueva, la cueva descendente, para encontrarte con el Ser Profundo en las profundidades de tu corazón.

Ahora deja que comience la sanación con cristales.

Cuando termines, limpia tu mente y vuelve aquí.

¿Bajaste a la cueva y te encontraste con tu yo profundo? Creo que esta es la curación más importante que puedo hacer. Al hacer esto, permitirás que tu yo profundo salga a la superficie y viva contigo.

Puede sentir que usted y su yo profundo son en realidad una sola entidad. Cuando puedas obtener esta imagen completa, podrás vivir con tu yo profundo en tu vida diaria.

Necesitas fusionarte y convertirte en uno con tu Ser Profundo. La mayoría de las veces, lo que sucede es que cuando te conectas con tu Ser Profundo, lo tienes en tus manos.

Sin embargo, a veces perdemos de vista nuestro yo profundo. Pero el yo profundo volverá. Ese tipo de cosas suceden.

Si pierdes de vista tu yo profundo, regresa a la cueva y te encuentras con tu yo profundo nuevamente, y te encontrarás nuevamente con tu yo profundo.

A continuación, presentaré la sanación que suelo hacer. Esta es la versión de Crystal Healing presentada anteriormente sin cristales. Durante los últimos dos años, he estado haciendo ascensión con esta sanación.

USANDO LA ENERGÍA DEL AMOR Y LA AMISTAD

Coloque ambas manos una encima de la otra en el centro del corazón.

Por favor, exhala. Cuando haya terminado de exhalar, inhale rápidamente y exhale lentamente mientras se comunica con el ser interior dentro de usted.

Dile a tu ser interior.
Te ofrezco mi amor y amistad.
te quiero.
tu y yo somos amigos.

Repite esto con cada respiración. Si tienes tiempo ahora, meditemos tal como es.

*El tiempo de meditación es gratis. Me gustaría que vayas tan cómoda como quieras.

¿Alguno de ustedes puede sentir la energía de amor y amistad que emana de su corazón? O pueden mostrarnos algo en varias formas, como imágenes, sonidos, historias, etc.

Si te sientes así, no te contengas, solo pide ver más y sigue adelante y experiméntalo. Esta es la prueba de que el ser interior que es inherente al yo está comenzando a moverse.

Además, toma nota de lo que sucede cuando usas la energía del amor y la amistad antes de que lo olvides.

Mi libro está hecho a partir de este memorándum.

Esto concluye la introducción a la curación. Como mencioné anteriormente, tuve una experiencia de ascensión al continuar con la sanación con cristales durante aproximadamente medio año. Para describir la ascensión con palabras, se puede decir que la corriente ascendente se ha producido a un nivel que se puede sentir en el cuerpo.

Y como resultado de continuarlo durante 2 años y 10 meses sin cansarme, pude llegar al fenómeno presentado al comienzo de este libro. Me gustaría expresar mi sincero agradecimiento a quienes me enseñaron la sanación con cristales.

Además, me gustaría concluir la parte principal introduciendo un método de respiración como contramedida en el caso de que no se produzca una corriente ascendente (ascensión) incluso después de continuar con esta curación durante medio año.

Este método de respiración es una experiencia extraña que me sucedió hace unos 10 años cuando estaba practicando un método de respiración que leí en un libro cuando ni siquiera sabía la palabra para corriente ascendente (ascensión).

Esta es la información que creo que puede estar relacionada con la corriente de aire ascendente (ascensión) después de eso.

No significa necesariamente que no puedas ascender sin hacer esta técnica de respiración. Me gustaría ofrecerlo y dárselo a aquellos que han intentado la curación descrita anteriormente durante medio año y no pasó nada.

MÉTODO DE RESPIRACIÓN

Si no recuerdo mal, eso fue cuando tenía poco más de 30 años, hace unos 8 o 10 años, así que no recuerdo exactamente.

Leo muchos libros de yoga y de autoayuda. Hay varios libros que cambian tu condición física al respirar, y uno de ellos tiene un método de respiración que se concentra en exhalar el mayor tiempo posible. Practiqué concentrándome en mi respiración y exhalando durante mucho tiempo.

Si no recuerdo mal, el método era abrir la boca a la mitad, poner la lengua en la mandíbula superior, exhalar poco a poco y alargar gradualmente el tiempo de exhalación.

Al principio, repetí la exhalación durante 4 segundos, y cuando pude hacerlo, cambié a 8 segundos y gradualmente aumenté el tiempo, 10 segundos, 15 segundos, 30 segundos y así sucesivamente.

Si no recuerdo mal, fue cuando estaba haciendo algo desafiante para ver cuánto tiempo podía vomitar durante unos 60 segundos y ver cuántas veces podía repetirlo. Una exhalación e inhalación repentinas ocurrieron al mismo tiempo.

Recordé que hubo un momento en que me sorprendí y me reí de lo que estaba pasando.

No creo que pueda hacerlo ahora, pero recuerdo haberme sorprendido en ese momento. Ciertamente, todavía recuerdo que en ese momento sentí una sensación agradable debajo de mi ombligo, y se sentía bien.

Pensando en ello ahora, estoy empezando a pensar que tal vez jugó un papel en la experiencia de la corriente ascendente (ascensión) que seguiría.

No hay una base científica particular, pero brindo información bajo el supuesto de que puede estar relacionado con la corriente de aire ascendente (ascensión).

Con eso, me gustaría concluir este volumen. Muchas gracias por leer. Rezo desde el fondo de mi corazón para que te llegue un día brillante. Te veo pronto.

LISTA DE LITERATURA

Llegar a ser un corazón obediente (Autor) Konosuke Matsushita

Pensando en los humanos (Autor) Konosuke Matsushita

Le pregunté a un médico psicosomático que tiene una tasa de recurrencia cero después de regresar al trabajo, "Cómo curar la depresión sin depender de las drogas" Satoshi Kamehiro (Autor) Tatsuya Natsukawa (Autor)

El luchador de artes marciales Katsunori Kikuno es quien Tsuyo DOJOy
 https://www.youtube.com/watch?v=8H6LtISZ8Bw

El buen sonido se logra con una buena postura y una buena respiración (Autor) Shoji Mamada

Agradecimiento especial: Robert Simmons

SOBRE EL AUTOR

Nacido en Japón en 1981 AD y llamado Takashi 2baki. Al graduarse de la escuela secundaria, se mudó a Tokio para convertirse en ingeniero eléctrico. Me desperté a la programación en el camino y cambié a programador y cambié de trabajo a una empresa de TI. En el momento en que Internet se haya vuelto completamente popular, me mudaré a mi ciudad natal y cambiaré de trabajo a una empresa local. Mientras cambiaba de trabajo repetidamente, entró en contacto con la visión de hacer lo que le gusta como trabajo y, en vista del entorno comercial de Internet, que se estaba desarrollando rápidamente, decidió convertirse en un músico de producción propia. Sin embargo, no obtuvo los resultados que esperaba y la tendencia cambió, por lo que decidió convertir su piedra natural favorita en un negocio y abrió una tienda de piedra natural como Plan B. Por suerte, tuve la oportunidad de conocer al defensor de la sanación con cristales y aprendí sobre ella. Desde entonces, he estado trabajando en la escritura.

Takashi 2baki

https://note.com/mr_takashi_2baki/

SERVICIO

Hay muchas formas de criarlo. En mi caso, la forma en que asciendo está cambiando día a día según el sonido de mi corazón, mis guías espirituales, mi voz interior, la voz del ser dentro de mí y mi guía interior. En base a eso, presentaré un patrón ascendente que parece ser bueno.

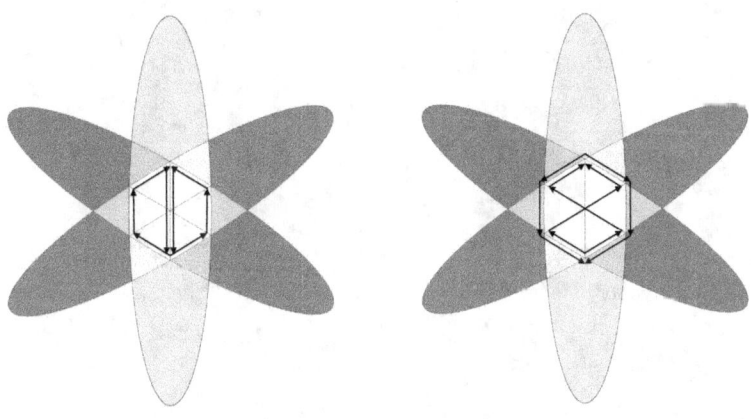

También, cómo levantarse cuando suceden cosas buenas.

Espero que sea de utilidad como material de consulta.

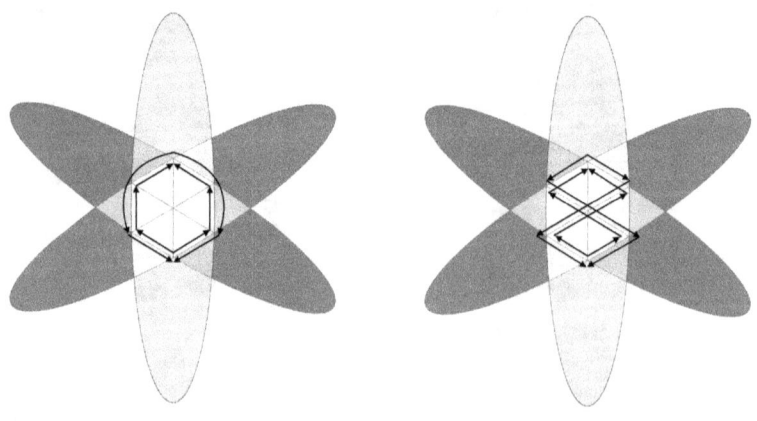

Pintura del pintor Takashi 2baki (1) [Energy Road]

He reunido una imagen simplificada de lo que sucedió a mediados de mayo de 2022 durante la transición a la experiencia del despertar. Los detalles más finos se mantendrán confidenciales. La razón para mantenerlo en secreto es que el nombre y el camino de la energía pueden cambiar dependiendo de la persona. Por lo tanto, los detalles como los nombres y el orden de escalada se mantendrán en secreto. La forma en que sube probablemente cambiará, y la forma en que se ve, se siente y lo percibe también cambiará según la persona. Además, si especifica o revela su nombre, etc., el cliente se verá influenciado por ese nombre y puede interferir con su propia experiencia. Para minimizar el impacto, los detalles detallados como nombres, designaciones y apodos se mantendrán confidenciales. Le agradecería que pudiera verlo como un diagrama de imagen de experiencia que lo conducirá a una experiencia de despertar.

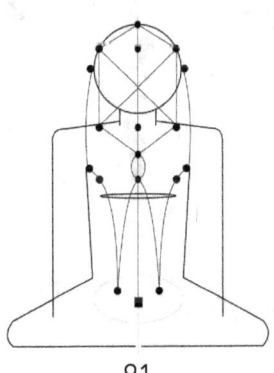

Pintura del pintor Takashi 2baki (2) [Luna, sol y mi luz]

En medio del sufrimiento infernal, en el fluir de precipitarse hacia la experiencia del despertar, después de que se manifestó el hexagrama, hubo una manifestación de palabras, y esta es una imagen dibujada basada en esas palabras. Espero que puedas disfrutar de las pinturas sin pensar en el significado profundo.

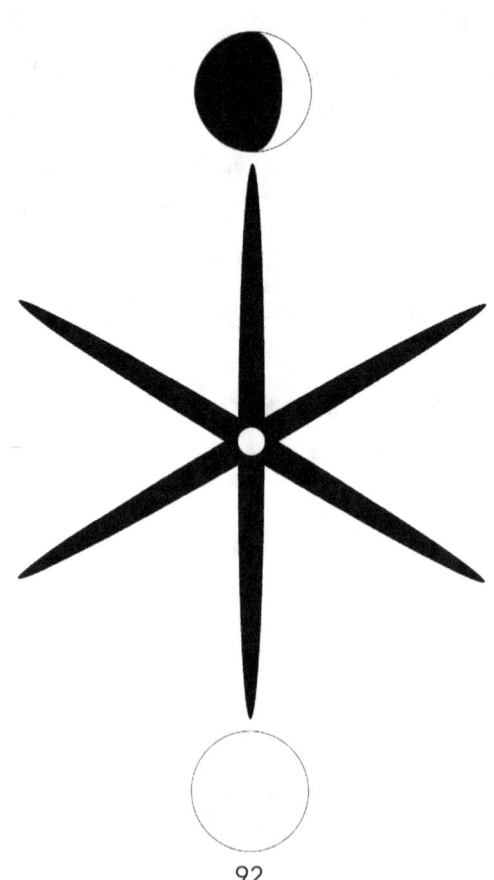

Cómo usar el péndulo

Un defensor de la sanación con cristales respondió: Siempre le pregunto a mi yo profundo cómo usar el péndulo y cómo moverlo. Intenta preguntar algo como, "Muéstrame cómo se mueve cuando dices 'sí'", y observa cómo se mueve en qué dirección. "Por favor muéstrame el movimiento de 'NO'". Le pregunto a mi yo profundo. Entonces, creo que aparecerá la diferencia entre "SI" y "NO". Y la forma en que se mueven es diferente para cada persona.

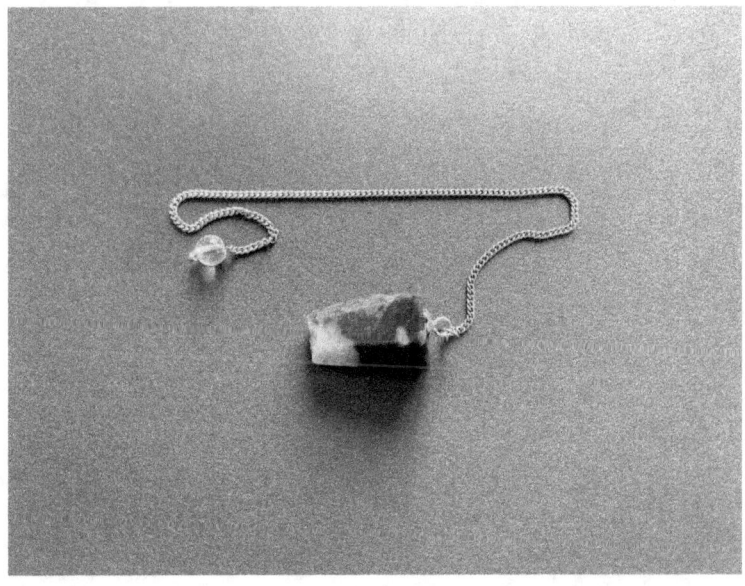

Los tres colores primarios de la luz, los tres colores primarios del color y el signo de la luz.

Cuando estaba estudiando la luz visible en la teoría cuántica, aprendí sobre los tres colores primarios de la luz a partir de la pregunta de que no hay blanco y negro. ¿Sabías que cuando mezclas verde, azul y rojo, obtienes blanco?

El negro también se llama la tríada de colores. Tres colores en los que se mezclan cada uno de los tres colores primarios de luz (azul, rojo y verde). El cian es una mezcla de verde y azul, el magenta es una mezcla de azul y rojo, y el amarillo es una mezcla de rojo y verde. ¿Sabías que cuando mezclas estos tres colores, obtienes el negro?

Cuanto más lo pienso, más me pregunto por qué es blanco y negro. Sin embargo, considerando que los colores son ondas, me pregunto si el negro parece negro porque las ondas se anulan y no emiten luz, y el blanco parece blanco porque las ondas interfieren entre sí y emiten luz. Así lo interpreto.

ひかりのしるし
signo de la luz

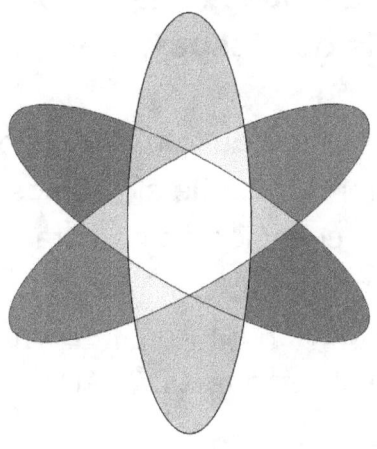

HIPÓTESIS

Pensamientos después de la Experiencia Updraft y la Experiencia del Despertar

Yo planteo la hipótesis de que todos tienen una existencia interior dentro de sí mismos, y que viven sus vidas sin ser conscientes de esta existencia.

Pero con la indagación interna, podemos ver con el ojo de la mente el ser que está dentro de nosotros.

Solo aquellos que se vuelven conscientes de esa existencia pueden conectarse con ella, comunicarse con ella, recibir su sabiduría, disfrutar de sus enseñanzas y conocer el hecho de que la conciencia mora en esa existencia.

Y es posible compartir la identidad de esa existencia (prueba de existencia) como un sueño. La gente tiene esas cualidades.

Sin embargo, debido a que el mundo real del mundo exterior pasa al azar, los humanos están bien equipados para lidiar con él. Como resultado, estoy considerando si he olvidado el mundo interior.

No puedo evitar pensar que tal vez, en mi infancia, este mundo interior era el mundo natural.

Sin embargo, en el proceso de convertirme en adulto, me olvidé de esto antes de darme cuenta. Creo que hay tales hechos y realidad.

Sin embargo, los humanos que han notado esto experimentan una corriente ascendente (ascensión) y son guiados a una experiencia de despertar.

Sé que es un destino y lo escribo como un memorándum. buena suerte para ti

Esto puede ser una cuestión de rutina, pero una nota

Cuando hables con alguien, míralo a la cara cuando hables.

Si hablas sin mirar a la otra persona, por alguna razón no te irá bien.

Me pregunto porque...

¿Es porque si no le preguntas la tez de la otra persona, no podrás igualar a la otra persona, por lo que será una charla unilateral? ¿O es porque, como el espacio de Internet, la conversación se convierte en una cadena de caracteres y se convierte en un intercambio en el espacio cerebral sin expresiones faciales, como una conversación con pensamientos?

Realmente no sé por qué, pero

De todos modos, es mejor hablar mientras miras la situación de la otra persona, puedes ver la señal de la otra persona y la conversación progresará en función de la otra persona. Puede haber varias razones, pero es mejor concentrarse en la otra persona y hablar mientras se observa la situación de la otra persona.

Eso funciona mejor.

choque de ideas

Los pensamientos chocan entre sí, y si mueves la cabeza, chocarán. Pero piensa en lo que sucede cuando te mueves con tu mente.

La conclusión vendrá más tarde.

Crea una oportunidad.

Funciona solo cuando el disparador "Me gusta esto" funciona.

Este es el primer principio de acción.

Aparte de eso, no puedo pensar en nada más.

Cualquier cosa.

Entonces puedes usar el amor como guía.

Consejos sobre el amor propio

Beneficios del amor propio.

Solo cuando puedes amarte a ti mismo puedes lograr la "independencia espiritual".

Amarte a ti mismo es nutrir tu cuerpo.

Recibirás el nutriente del amor por tu cuerpo.

No hay nada más confiable que esto para mi cuerpo.

Crecerá un sentimiento saludable y se obtendrá un sentimiento saludable. Puedes obtener esos beneficios.

Dar amor y recibir amor, tal ciclo,

Cuando nazca la circulación del amor, este cuerpo estará en un estado de alegría y vosotros seréis verdaderamente felices.

Si continúa haciendo esto, se convertirá en una guía para la "independencia mental" y lo llevará hacia arriba.

Sí, será su guía.

Criterios de pensamiento

Cuando tus pensamientos son negativos, sientes dolor en tu corazón.

Cuando tus pensamientos son positivos, sientes consuelo en tu corazón.

Para darte un ejemplo más claro, cuando estás enamorado, todo el mundo tiene la experiencia de estar enamorado y sentir que tu corazón late tanto que no puedes ni estarte quieto.

Creo que es la prueba de que existe algo invisible en el centro del pecho, el centro del corazón.

Además, cuando te des cuenta de esto, podrás volver tu conciencia hacia tu corazón. Naturalmente presto atención al estado de mi corazón y puedo juzgar instantáneamente si estoy en un estado cómodo o no, y si el contenido de mis pensamientos es bueno o malo.

Si te sientes cómodo, puedes seguir adelante, y si te sientes incómodo, puedes dejar de pensar en ello.

Dicho de otro modo, sirven como indicadores de tales criterios de juicio.

Siento la posibilidad de que la existencia que se convierte en el núcleo de esa persona esté al acecho en el centro del corazón.

TIMO

Entre los libros que leí en la biblioteca, había información que me pareció interesante, así que la citaré.

Es un libro de medicina.

Incluso en neurofisiología, que tiene una historia corta y es difícil establecer una teoría establecida, David Horobin, del Instituto de Medicina Clínica de Montreal, dice que una sustancia similar a una hormona llamada "prostaglandina E1" es necesaria para que el sistema inmunológico funcione sin problemas. pretende ser de gran importancia.

Horobin, científico de la Universidad de Oxford, también destaca que la dieta puede modular el sistema inmunológico, especialmente las células T, que combaten el cáncer.

Se sabe que la prostaglandina E1 se almacena abundantemente en el timo, donde maduran las células T.

Cuando los ratones carecen de células T y tienen células B hiperactivas, eventualmente mueren de manera similar a los ratones con la enfermedad autoinmune lupus eritematoso (LES).

Sin embargo, Horobin descubrió que cuando se administraba prostaglandina E1 a los ratones, la actividad de las células T volvía a la normalidad, la actividad de las células B se normalizaba y los ratones vivían más tiempo.

[Referencias] El poder de la sanación interna Nueva medicina sobre la mente y la inmunidad (Autores) Stephen Locke + Douglas Corrigan (Supervisión): Tojiro Ikemi (traducción) Akira Tanaka + Masaaki Hori + Tetsuaki Inoue + Yasuko Urao + Keiichi Ueno

Incluso si no comprende el significado de la oración, puede ver que hay un lugar donde se almacena una gran cantidad de "prostaglandina E1" importante en el centro del tórax, el timo.

Estaba pensando "Hmm" mientras leía.
Además, al final del libro, dice:

Es un fenómeno terapéutico fascinante que David McClelland ha denominado el "Efecto Madre Teresa".

La Madre Teresa es una ganadora del Premio Nobel de la Paz que dedicó su vida a ayudar a los pobres de Calcuta. McClelland mostró a sus alumnos una película conmovedora que representaba el trabajo de la Madre Teresa y quedó intrigado por los cambios en la sangre extraída antes y después.

Después de ver la película, los niveles de inmunoglobulina de los estudiantes aumentaron levemente, lo que sugiere que sus sistemas inmunológicos funcionaron mejor.

Más tarde, confirmó este "efecto Madre Teresa" de varias maneras. En lugar de mostrar una película, pedí a los estudiantes de posgrado que pensaran profundamente en dos cosas.

En otras palabras, les hice pensar en "cuando alguien me amaba profundamente" y "cuando amaba a alguien" en mi vida hasta ese momento. Después de todo, fue efectivo.

De hecho, McClelland lo sabía por experiencia y creía que funcionaba.

Cuando me resfrío, a menudo pienso en las personas que amaba y en las personas que me amaban. Ha habido dos o tres ocasiones en las que he superado mi resfriado simplemente haciendo eso. Sin embargo, no funciona siempre. No importa cuánto lo intenté, no funcionó, y hubo un momento en que tuve un fuerte resfriado. Pero ayuda

La fuerte creencia de McClelland en el poder del amor tiene grandes implicaciones para la medicina moderna que él defiende.

Este precioso poder de la psique humana, hasta ahora pasado por alto, es, según él, la fuerza impulsora interna del fenómeno de la curación.

"Se puede hacer mucho al cambiar el ambiente del hospital", dijo una vez McClelland a una reunión de profesionales médicos.

Necesitamos hacer del hospital un lugar donde las personas puedan relajarse, un lugar donde la compasión surja naturalmente, un lugar donde se liberen de la sensación constante de ser perseguidos por algo. En otras palabras, debe ser un ambiente saludable. Los médicos, enfermeras y trabajadores sociales pueden hacerlo si así lo desean. Amar a alguien tiene un efecto muy positivo en la salud de la persona que recibe amor y la persona que da amor.

[Referencias] El poder de la sanación interna Nueva medicina sobre la mente y la inmunidad (Autores) Stephen Locke + Douglas Corrigan (Supervisión): Tojiro Ikemi (traducción) Akira Tanaka + Masaaki Hori + Tetsuaki Inoue + Yasuko Urao + Keiichi Ueno

Mientras leía esto, tuve la ilusión de que el uso de la energía del amor y la amistad que recomiendo está comprobado.

Si podemos confirmar que el timo es estimulado y las células T son fuertemente activadas al practicar cómo usar la energía del amor y la amistad, sería médicamente efectivo para suprimir el cáncer, creo que podemos decir que ha sido probado.

Se me ocurrió esta idea ideal. Pero no soy médico ni científico, ¿cómo puedo confirmar esto? En este momento, no he encontrado una respuesta, así que lo pondré en espera y seguiré adelante.

células T

A través de mi investigación sobre el timo, aprendí que si podemos activar las células T, podemos estimular la función inmunológica y suprimir el cáncer. Esta vez, continuamos investigando qué son las células T.
Incluso si lo escribo con mis propias palabras, carece de persuasión, así que citaré el contenido del libro.

El mecanismo por el cual el sistema inmunitario ataca a las células cancerosas se está comprendiendo gradualmente.

Uno es por células asesinas naturales (NK). Las células NK tienen un instinto primitivo, y tan pronto como encuentran algo que no son, atacan e intentan eliminarlo. Tiene una fuerza letal muy poderosa. Hay muchos ejemplos en los que los cánceres se han reducido drásticamente al activarlos. it.

Las células NK son buenas para actuar como una guerrilla, en lugar de ser controladas sistemáticamente.

Otra es la actividad inmunitaria sistemática centrada en las células T (células T auxiliares, células T asesinas, células T supresoras).

Dado que las células T se rigen por reacciones antígeno-receptor de células T que son muy similares a las reacciones antígeno-anticuerpo, el proceso de reconocimiento de antígenos es necesario. Incluso si hay células cancerosas cerca, las células T las perderán si no pueden reconocerlas como antígenos.

Los macrófagos y las células dendríticas, llamadas células presentadoras de antígenos, informan a las células T de la presencia de antígenos. Las células presentadoras de antígenos ingieren y digieren las células cancerosas y transmiten la información a las células T colaboradoras.

Las células T auxiliares que reciben la información liberan citoquinas para hacer que las células T asesinas que atacan a las células cancerosas produzcan antígenos y los activen para crear un sistema para eliminar las células cancerosas.

[Referencias] El diccionario médico definitivo para curar el cáncer, desde la última medicina moderna hasta terapias alternativas confiables.
Diccionario completo para combatir el cáncer
(Supervisor general) Ryoichi Obitsu

Estaba pensando "Hmm" mientras leía.

Me impresionó que los humanos tengan la capacidad de suprimir el cáncer a través de un mecanismo complejo.

Incluso si no entiendes el contenido de la historia, sería bueno si pudieras entender de alguna manera que las células asesinas naturales (NK) que se mueven de forma independiente y las células T que se mueven sistemáticamente son responsables de la función inmunológica del cuerpo.

Por supuesto, lo he leído y entendido, pero lo escribiré con el sentido de una reseña.

Explicaré las células T que se mueven sistemáticamente. Las células T asesinas son las encargadas de atacar las células cancerosas. Las células presentadoras de antígenos (macrófagos y células dendríticas) descubren el cáncer, lo reconocen, absorben las células cancerosas y transmiten la información a las células T colaboradoras. Las células T colaboradoras liberan citocinas, presentan antígenos a las células T asesinas, activan las células T asesinas, se preparan para el ataque y luego atacan a las células cancerosas. Las células T tienen un mecanismo sistemático.

Mientras leía el libro, comencé a ver cómo las células del cuerpo humano trabajan juntas para respaldar el sistema inmunológico humano.

tipos de células inmunitarias

Me gustaría organizar los tipos de células inmunes.

Hasta ahora, he escrito que las células T están activas en la función inmunológica, pero no he mencionado qué son las células T. Me gustaría desglosar esa parte aquí.

Me imagino que hay mucha gente que recuerda que la sangre humana está compuesta por glóbulos rojos, glóbulos blancos, plaquetas y plasma, un componente líquido, que aprendieron en ciencias o química cuando eran estudiantes. Esta es la historia de los glóbulos blancos que contiene.

Los leucocitos incluyen linfocitos, monocitos (macrófagos, células dendríticas) y granulocitos. Los linfocitos que contiene incluyen linfocitos T, linfocitos B y células asesinas naturales (NK). Entre los linfocitos T se encuentran las células T asesinas y las células T colaboradoras.

Si ha leído hasta aquí, notará que las células T que hemos explicado hasta ahora se llaman linfocitos T. Espero que puedan reconocer que lo que sale del timo es un linfocito T (célula T).

Células T auxiliares y citoquinas

Citaré la descripción de las citoquinas producidas por las células T colaboradoras.

Las citocinas son proteínas secretadas por cada célula y, como se denominan moléculas de comunicación intercelular, transportan información diversa y desempeñan el papel de activar o calmar las células según la información.

Sabemos que existen varios tipos de citoquinas, dependiendo de su estructura y acción. Las interleucinas, los interferones y los factores de necrosis tumoral son citoquinas bien conocidas relacionadas con las células cancerosas y la inmunidad.

Cuando se encuentran células cancerosas, los macrófagos y las células dendríticas comen las células cancerosas y sus cadáveres y, al mismo tiempo, le dicen a las células T qué tipo de cáncer se ha desarrollado. Al recibir la información, las células T se excitan y activan. Las células T auxiliares despiertan a las células T asesinas, que son la fuerza de ataque, y atacan a las células cancerosas.

Las citocinas median en esta serie de sistemas. IL-2, IL-12, etc. juegan un papel en la transmisión de estímulos. A menudo se habla de un sistema muy denso de células inmunitarias, pero es posible gracias a las citocinas.

[Referencias] El diccionario médico definitivo para curar el cáncer, desde la última medicina moderna hasta terapias alternativas confiables. Diccionario completo para combatir el cáncer (Supervisor general) Ryoichi Obitsu

Citaré la descripción de las células T colaboradoras.

Los avances en la investigación inmunológica han revelado muchos hechos interesantes. Uno de ellos es que hay "inmunidad humoral" e "inmunidad celular" en la inmunidad.

La inmunidad humoral es la inmunidad contra hongos y bacterias. Los macrófagos y las células dendríticas captan hongos y bacterias y transmiten la información a las células T colaboradoras. Hay dos tipos de células T auxiliares y las células T auxiliares de tipo 2 (Th2) se activan en este momento. Th2 secreta IL-4, IL-5, IL-10, etc. para estimular las células B.

La inmunidad mediada por células es la inmunidad contra las células cancerosas. Los "macrófagos y las células dendríticas" engullen las células cancerosas y luego liberan IL-12, una citocina que activa las "células T auxiliares" de tipo 1 (Th1). Th1 activa las células T asesinas y las células NK mediante la liberación de IL-2 e interferón-γ (IFN-γ).

La inmunidad humoral y celular se encuentran en un delicado equilibrio entre sí. Se ha comprobado que existe una relación entre las dos celdas, en la que si una es demasiado alta, la otra se suprime.

En otras palabras, para que la inmunidad mediada por células, que ataca a las células cancerosas, funcione lo suficiente, se debe suprimir la acción de la inmunidad humoral.

La inmunidad se ha descrito en un esquema de "aumento" y "disminución" como un todo sin distinguir entre "humoral" y "celular". Sin embargo, un estudio más profundo ha revelado que existe un delicado equilibrio.

Incluso si se mejora la inmunidad, no tiene sentido tratar el cáncer a menos que se mejore la inmunidad mediada por células.

Para ello, es necesario promover la producción de citoquinas como IL-12 e IFN-γ.

[Referencias] El diccionario médico definitivo para curar el cáncer, desde la última medicina moderna hasta terapias alternativas confiables.
Diccionario completo para combatir el cáncer
(Supervisor general) Ryoichi Obitsu

Estaba pensando "Hmm" mientras leía.

Cuando ve términos técnicos, tiende a alejarse de ellos antes de leerlos, pero lo que dicen es simple. Nuestro cuerpo humano adquiere inmunidad humoral contra enfermedades fúngicas y bacterianas al estimular las células B a través de las células T auxiliares tipo 2.

Además, activa las células T asesinas y las células NK a través de las células T auxiliares tipo 1 para adquirir inmunidad mediada por células contra las células cancerosas y las células infectadas por virus (coronavirus y resfriados).

Estas dos funciones inmunitarias funcionan manteniendo un equilibrio perfecto, y si una aumenta, la otra se suprime.

A partir de esto, podemos ver que las células T juegan un papel central en el control del sistema inmunológico.

Espero que puedan entender que este es el punto clave.

Se sabe que las células T se fabrican a partir del timo. Todo lo que se necesita es activar el timo para proporcionar un suministro estable de células T. Se puede suponer que será posible adquirir una inmunidad bien equilibrada contra enfermedades fúngicas y bacterianas, así como contra el cáncer y enfermedades de células infectadas por virus (coronavirus y resfriados).

Podemos ver que la mayoría de las enfermedades, tanto el cáncer como la corona, dependen de las células T generadas por el timo. Mientras pueda activar la glándula timo sobre el corazón, puede adivinar que no habrá nada que temer.

nervios autónomos

Aprendí la función inmunológica con el nervio autónomo como eje principal. Citaré su contenido.

Los nervios autónomos son originalmente nervios que controlan las funciones del corazón, el tracto gastrointestinal, el sistema respiratorio, los vasos sanguíneos y las glándulas sudoríparas. Se llama sistema nervioso autónomo porque funciona de forma independiente sin recibir órdenes del cerebro. Incluso durante el sueño, cuando el cerebro está en reposo, el corazón continúa trabajando sin descanso debido al control del sistema nervioso autónomo.

El sistema nervioso autónomo consta de los sistemas nerviosos simpático y parasimpático, que tienen funciones opuestas. El sistema nervioso simpático se vuelve dominante durante el ejercicio y la tensión, aumentando los latidos del corazón, contrayendo los vasos sanguíneos y poniendo al cuerpo en un estado activo.

Los nervios parasimpáticos, por otro lado, son dominantes en reposo, disminuyendo el ritmo cardíaco y dilatando los vasos sanguíneos. Al trabajar los nervios parasimpáticos, la mente y el cuerpo se relajan y se estimula la secreción de jugos digestivos y la defecación.

Los glóbulos blancos son uno de los componentes importantes de la sangre junto con los glóbulos rojos. Los glóbulos rojos transportan nutrientes y oxígeno a las células y eliminan los productos de desecho y el dióxido de carbono.

Por otro lado, los glóbulos blancos trabajan para proteger el cuerpo de infecciones y cáncer. La proporción es de 1 glóbulo blanco por 1000 glóbulos rojos.

En cuanto al contenido de los glóbulos blancos, en una persona sana, alrededor del 60 % son granulocitos y alrededor del 40 % son linfocitos.

Los granulocitos comen y procesan sustancias extrañas de tamaño relativamente grande, como hongos, E. coli, células muertas y mohos. En este momento, se liberan sustancias con fuerte poder oxidante (oxígeno activo) para destruir las sustancias extrañas. El oxígeno activo está muy involucrado en el desarrollo y crecimiento del cáncer.

Los linfocitos son activos en la eliminación de pequeñas sustancias extrañas como los virus. Cuando los linfocitos reconocen sustancias extrañas como "antígenos", producen proteínas llamadas "anticuerpos" y trabajan para desintoxicar las sustancias extrañas. Los tipos de linfocitos incluyen células asesinas naturales (NK), células T y células B.

Existe una estrecha relación entre los nervios autónomos y los glóbulos blancos.

Los nervios autónomos secretan neurotransmisores de las terminaciones nerviosas para regular la función de los órganos internos. Los nervios simpáticos liberan adrenalina y los nervios parasimpáticos liberan acetilcolina, que dan órdenes a los órganos internos para inducir tensión y relajación.

La adrenalina hace que la mente y el cuerpo se tensen. Aumenta la frecuencia cardíaca y contrae los vasos sanguíneos. Por el contrario, la acetilcolina relaja la mente y el cuerpo. También favorece la digestión, la absorción y la excreción.

Los granulocitos y linfocitos contenidos en los glóbulos blancos reaccionan de manera diferente a la adrenalina y la acetilcolina. Los granulocitos son activados por la adrenalina e inhibidos por la acetilcolina. Los linfocitos son todo lo contrario.

En otras palabras, cuando los nervios simpáticos se tensan, se secreta adrenalina y los granulocitos reaccionan. Cuando el nervio parasimpático se vuelve dominante, se secreta acetilcolina y los linfocitos responden. Reaccionar significa activar y aumentar en número.

Los granulocitos son células que atacan sustancias extrañas relativamente grandes que han invadido desde el exterior. Tiene un patrón de ataque que captura y derrite, pero en este momento se usa oxígeno activo como arma.

El oxígeno reactivo se refiere al oxígeno que es muy inestable y roba electrones de las moléculas circundantes para estabilizarlo. Las moléculas de las que se han privado los electrones experimentan un fenómeno llamado oxidación y pierden su actividad de una sola vez. Se oxidará y se desmoronará. Usando esta propiedad, los granulocitos procesan sustancias extrañas.

Cuando el sistema nervioso simpático se pone tenso y aumenta el número de granulocitos, también aumenta la cantidad de oxígeno activo.

Normalmente, las enzimas eliminan el oxígeno activo, pero el oxígeno activo generado más allá de la capacidad de las enzimas atacará independientemente del entorno. Las células se oxidan y el ADN se daña. Esto conduce al cáncer de células. También hace que crezcan células cancerosas.

El oxígeno activo también es generado por la respiración y el metabolismo celular. Sin embargo, se dice que el oxígeno activo emitido por los granulocitos representa una proporción considerable. En otras palabras, cuantos más granulocitos haya, más probable es que se desarrolle un cáncer.

Para el tratamiento del cáncer, es mejor no aumentar los granulocitos. Un aumento de granulocitos significa una disminución relativa de linfocitos.

A medida que aumentan los granulocitos, las células se vuelven cancerosas debido al oxígeno activo, y a medida que disminuyen los linfocitos, que eliminan las células cancerosas, la inmunidad se debilita. Por lo tanto, se puede decir que es el mejor ambiente para que vivan las células cancerosas.

En otras palabras, para curar el cáncer es necesario reducir el número de granulocitos que generan oxígeno activo y aumentar el número de linfocitos que intentan eliminar el cáncer, creando así un entorno en el que las células cancerosas no pueden sobrevivir.

Factores que causan el cáncer.

• Falta de sueño por exceso de trabajo

Es bueno si duermes bien por la noche, pero para las personas que siguen trabajando con 3 a 4 horas de sueño, la cantidad de granulocitos aumentará de manera anormal, aumentará la cantidad de oxígeno activo y se producirá la oxidación de las células. Deberías ser cuidadoso.

• preocupaciones del corazón

El estrés, como la ansiedad, la preocupación y la tristeza, se detecta en el sistema límbico del cerebro y se transmite al hipotálamo.

El hipotálamo es un lugar que controla el sistema nervioso autónomo y endocrino. Cuando el hipotálamo recibe un estímulo de estrés, segrega adrenalina y noradrenalina, creando un estado de tensión nerviosa simpática.

Como resultado, el ritmo cardíaco y la respiración se aceleran, y la presión arterial aumenta. Todos sabemos que la ansiedad hace que tu corazón lata más rápido.

Al aumentar la cantidad de granulocitos, disminuir la cantidad de linfocitos y afectar el flujo sanguíneo, crea un entorno propicio para que el cáncer se desarrolle y prolifere.

Para suprimir el crecimiento de las células cancerosas y llevarlas al tratamiento, es necesario aumentar los linfocitos y estimular la inmunidad.

Los linfocitos pueden incrementarse haciendo que los nervios parasimpáticos sean dominantes.

[Referencias] El diccionario médico definitivo para curar el cáncer, desde la última medicina moderna hasta terapias alternativas confiables.
Diccionario completo para combatir el cáncer
(Supervisor general) Ryoichi Obitsu

¿Qué es un granulocitos?

Es un término general para los glóbulos blancos que tienen "gránulos" que contienen componentes con acción bactericida en las células. Se dividen en tres tipos: neutrófilos, eosinófilos y basófilos.

[Referencia] Página de inicio del Centro Nacional del Cáncer

Estaba pensando "Hmm" mientras leía.

Pensé que sería bueno pensar que el nervio simpático y el nervio parasimpático actúan uno sobre el otro mientras se equilibran, al igual que los dos tipos de células T colaboradoras.

Probablemente quieras ambos. Lo interpreté como un requisito para vivir una vida equilibrada. Creo que si tratas de dormir con el sistema nervioso simpático dominante durante el día y dormir con el sistema nervioso parasimpático dominante durante la noche, tendrás un ciclo de vida bien equilibrado.

Hasta este punto, no hubo cambios en las investigaciones hasta ahora, pero finalmente lo encontré. ¿Cómo puedo presentarlo como evidencia de que mi inmunidad ha aumentado? ¿Cuál es el objeto de evaluación que puede ser juzgado? ¿Cómo puedo obtener los datos numéricos? Encontré los criterios para eso.

Criterios de evaluación para la inmunoterapia del sistema nervioso autónomo.

El tratamiento se realiza comprobando el número de linfocitos y el porcentaje de glóbulos blancos para confirmar el efecto.

En el caso de una persona sana, 1 mm³ (milímetro cúbico) de sangre contiene alrededor de 2300 a 2600 linfocitos.

Alrededor de 2000 es el límite inferior, y se dice que si el número es menor, el sistema inmunológico se debilitará y las personas se volverán más susceptibles a las enfermedades.

Para pacientes con cáncer, 1500 es bastante bueno. Se dice que el número de linfocitos es de 1.500 o menos, y que puede ser de unos 1.000 o incluso menos si está recibiendo tratamiento como medicamentos contra el cáncer.

El objetivo de la inmunoterapia del sistema nervioso autónomo es restaurar la cantidad de linfocitos a alrededor de 2000. Cuando supera los 2000, la fuerza inmunológica se fortalece gradualmente.

[Referencias] El diccionario médico definitivo para curar el cáncer, desde la última medicina moderna hasta terapias alternativas confiables.
Diccionario completo para combatir el cáncer
(Supervisor general) Ryoichi Obitsu

Quería esto. Esto es lo que quería averiguar.

Me di cuenta de que debía evaluar cómo usar la energía del amor y la amistad en base a esto.

Si estás leyendo esto y tienes un paciente con cáncer cerca de ti, vale la pena intentar utilizar la energía del amor y la amistad lo antes posible.

De ahora en adelante, me gustaría continuar con mi propia investigación. Sin embargo, no es algo que pueda producir resultados de inmediato.

Esto se debe a que no está médicamente reconocido a menos que autorice lo que se llama un ensayo clínico.

Por tanto, no es algo que se pueda conseguir de la noche a la mañana.

Resumen de Timo

¿Existe una base médica para usar la energía del amor y la amistad? Responderé a esa pregunta. Existe el hecho de que algunos científicos médicos han llegado a esperar que el poder del amor tenga un efecto sobre el sistema inmunológico. Existe el hecho de que el timo, el principal órgano que controla la función inmunológica humana, está oculto sobre el corazón. Concluyo que hay espacio para más investigaciones.

Además, hay un problema abierto. Es un hecho que no se ha comprobado médicamente que al utilizar la energía del amor y la amistad se estimule la glándula timo, afectando las células T que controlan la función inmunológica y mejorando la función inmunológica humana.

Tareas futuras. Me gustaría recolectar sangre antes y después de usar la energía del amor y la amistad para investigar cuánto se ve afectada la función inmunológica y cuánto efecto se puede obtener. También observamos los resultados del uso continuo de la energía del amor y la amistad durante seis meses a tres años. Espero que si podemos investigar cuánto aparecerá el efecto y cuánto efecto se puede obtener, se probará médicamente como un método para aumentar la inmunidad.

Si se pueden obtener los resultados esperados, se especula que existe una posibilidad oculta de que se pueda usar en el tratamiento del cáncer en combinación con los métodos de tratamiento existentes.

Si se demuestra que hay evidencia médica y evidencia científica sobre cómo usar la energía del amor y la amistad, ayudará a aliviar la ansiedad de las personas que viven en la prefectura de Fukushima y que tienen miedo al cáncer. Me gustaría concluir este documento con la espero que seamos capaces de hacerlo.

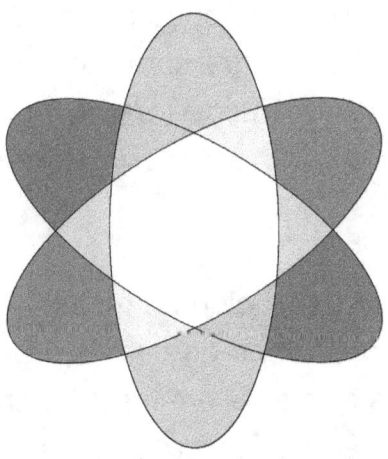

Una historia sobre experimentar la activación del timo.

Hay cosas en las que pienso después de experimentar una experiencia de corriente ascendente (ascensión) y una experiencia de despertar.

Uno de los fenómenos que ocurre alrededor del clímax de la ascensión es la activación del timo. La activación del timo ocurre a un nivel que se puede sentir a través de la piel.

Si tuviera que poner en palabras el fenómeno en ese momento, diría que sentí un cuerpo de energía en el centro de mi corazón, un poco por encima de mi corazón, como una bisagra como una mariposa. Podrías llamarlo alas. Puede que no sea una exageración describirlo como un pájaro de un sol abrasador.

Cuando sentí esa sensación en mi timo, me vino a la mente la palabra "alumno de cuarto grado". Recuerdo los sentimientos que tuve en ese momento, y siento que esos sentimientos fueron los más correctos. Y creo que es lo mejor. Recordé. Se siente como cuando la distinción de género no era tan grande... cuando todos eran amigos.

Parece que el momento en que el timo está más activado en la vida alcanza su punto máximo alrededor del cuarto grado de la escuela primaria. Parece que el timo continuará atrofiándose por el resto de la vida, con un pico alrededor del cuarto grado de la escuela primaria, hasta alrededor de los 70 años. Me sorprendió descubrir que coincidía con la experiencia asociada con la "escuela primaria de cuarto grado". Los alumnos de 4º de primaria tienen 10 años.

【参考文献】wikipedia調べ https://ja.wikipedia.org/wiki/%E8%83%B8%E8%85%BA

Ahora que lo pienso, desde que pasé el cuarto grado de la escuela primaria, la diferencia entre hombres y mujeres comenzó a aparecer, tanto física como mentalmente.

Recuerdo que tal cosa sucedió.

Recuerdo que aunque me lesioné en ese momento, se curó bien. Recordé que fue gracias al timo.

Además, cuando el timo es activado por la experiencia de la corriente de aire ascendente (ascensión) y la experiencia del despertar, puedes sentir como si hubieras recuperado la mente de un niño.

Es una sensación que realmente se puede saborear la sensación de la infancia.

Puedes decir que es un corazón inocente, o puedes decir que es una sensación de disfrutar todo, es un sentimiento muy bueno y rico de que siempre estás feliz, disfrutando y siempre sonriendo.

Si no está satisfecho con la sociedad moderna y tiene la sensación de no ser recompensado o no ser salvo, ¿por qué no experimenta este sentimiento una vez?

Cuando llegues a poder disfrutar de ese sentimiento, tu perspectiva y forma de pensar se renovará y podrás vivir con satisfacción. Te agradecería si pudieras convertirlo en una vida así.

Resultados de análisis de sangre.

Para un momento de alegría, recogeré los números que se han visto en el análisis de sangre. Datos históricos de análisis de sangre

採取日付 採取時間 伝票名	2016/05/10	2022/02/16 検体検査	2022/03/09 検体検査	2022/05/18 検体検査
WBC	6120	5240	5450	6780
RBC	563	550	565	552
Hgb	16.0	16.3	16.6	15.5
Hct	47.0	49.0	49.7	46.8
MCV	83	89	88	85
MCH	28.4	29.6	29.4	28.1 L
MCHC	34.0	33.3	33.4	33.1
PLT	24.9	31.9	34.7	37.9
白血球像				
Baso	0.3	0.6	0.7	0.6
Eosino	7.7 H	4.4	8.4 H	3.4
Stab				
Seg				
Neutro	62.3	53.4	46.0	62.7
Lympho	18.8	35.7	39.6	26.7
Mono	10.9 H	5.9	5.3	6.6
その他1	0.0	0.0	0.0	0.0
その他2	0.0	0.0	0.0	0.0
EBL	0.0	0.0	0.0	0.0
リンパ球（実数）	1150.0 L	1870.0 L	2160.0	1810.0 L
好中球（実数）	3810.0	2800.0	2500.0	4250.0
LD/IFCC		148	142	153
CK	83	436 H	90	166
BUN	15.3	11.6	11.9	18.0
CRE	0.91	0.93	0.91	0.84
UA		6.7	5.8	6.0
Na	142	142	142	142
K	3.9	3.9	3.7	3.7
Cl	102	106	105	104
HDL-C		43	40	38 L
LDL-C		172 H	195 H	197 H

El 16 de febrero de 2022 es el día en que me volvieron a solicitar por primera vez un chequeo médico y lo recibí en el hospital de mi familia. En este día, se sometió a un ecocardiograma del corazón y se le diagnosticó que no tenía anomalías. En ese momento, me dijeron que mi LDL-C, el llamado colesterol LDL, estaba alto y que debía intentar reducirlo.

9 de marzo de 2022, este día es el 1° día de observación de transición. Puedes ver que los números empeoran. En ese momento, pensé que estaría bien porque dejé de tomar bebidas, que había sido mi rutina diaria, durante un mes. Sin embargo, los resultados están saliendo y me van a instar a cambiar de mentalidad. Luego, con el asesoramiento de un nutricionista, adquirí el hábito del ejercicio moderado y la caminata, y también adopté la dietoterapia.

18 de mayo de 2022, este día es el segundo día de observación de transición. Estaba confiado personalmente. Sin embargo, los resultados fueron aún peores. ¿Por qué? ¿Por qué? Fue un resultado que invita a la reflexión. En ese momento, los resultados de los análisis de sangre fueron peores, pero el peso se redujo drásticamente. En tales circunstancias, mi médico me dijo: ``Puesto que puede ver los signos de sus esfuerzos, observemos el progreso sin prescribir medicamentos''. El día terminó

con la historia de que volveré a ver al médico en 3 meses.

También recibí el consejo de un nutricionista. Es un método de cocción de "fideos instantáneos en bolsas". Hasta entonces, los fideos se hervían junto con la sopa y los ingredientes (col, etc.) y se comían tal cual. Un nutricionista aconsejó: "Por favor hierve los fideos por separado de la sopa y escúrrelos". Lo intenté. Ese rico ramen se ha transformado en un ramen ligero. Recuerdo que de repente me sentí motivado.

Además, cambié mi ejercicio de caminar de caminar alrededor del campo de béisbol en el parque deportivo a caminar mientras observaba el paisaje. Por ejemplo, comencé a caminar a la biblioteca, leyendo mientras me refrescaba en la biblioteca, y cuando me sentí mejor, volví a caminar y me fui a casa.

Caminar en círculos alrededor del mismo lugar se vuelve aburrido porque no tiene ningún propósito, pero me di cuenta de que caminar motivado por el propósito de leer un libro puede ser sorprendentemente agradable.

Entre ellos, me di varias recompensas, como beber jugo de piña cuando podía caminar a mitad de camino, e ideé formas de hacerlo.

10 de agosto de 2022

Y el 10 de agosto de 2022, que fue totalmente acogido. Obtuve resultados. Si observa el lugar donde está escrito el colesterol LDL, verá que el valor del colesterol LDL está disminuyendo.

No	検査項目	結果	下限値	上限値	コメント	コメント2	単位名称
1	白血球数	5590	3500	9700			/MCL
2	赤血球数	533	M438	577			マン/MCL
3	血色素量	15.0	M13.6	18.3			G/DL
4	ヘマトクリット	46.2	M40.4	51.9			%
5	MCV	87	M 83	101			FL
6	MCH	28.1 L	M28.2	34.7			PG
7	MCHC	32.5	M31.8	36.4			%
8	血小板数	29.9	14.0	37.9			マン/MCL
9	白血球像						
10	好塩基球	0.5	0.0	2.0			%
11	好酸球	5.0	0.0	7.0			%
12	桿状核球		0.0	19.0			%
13	分葉核球		27.0	72.0			%
14	好中球	45.2	42.0	74.0			%
15	リンパ球	42.9	18.0	50.0			%
16	単球	6.4	1.0	8.0			%
17	その他1	0.0		0.0			%
18	その他2	0.0		0.0			%
19	赤芽球	0.0		0.0			/100WBC
20	リンパ球（実数）	2400.0		GT 2000			/MCL
21	好中球（実数）	2520.0					/MCL
22	LD/IFCC	136	120	245			U/L
23	CK	109	M 50	230			U/L
24	尿素窒素	14.6	8.0	20.0			MG/DL
25	クレアチニン	0.93	M 0.65	1.09			MG/DL
26	尿酸	6.7	M 3.6	7.0			MG/DL
27	ナトリウム	142	135	145			MEQ/L
28	カリウム	4.1	3.5	5.0			MEQ/L
29	クロール	108	98	108			MEQ/L
30	総コレステロール	212	150	219			MG/DL
31	中性脂肪	206 H	50	149			MG/DL
32	HDLコレステロール	40	M 40	80			MG/DL
33	LDLコレステロール	155 H	70	139			MG/DL

Sin embargo, hay una advertencia. Me lo dijo un nutricionista. ¿Qué tipo de bebida bebes cuando caminas? Inmediatamente respondí: "Jugo de piña". Entonces el nutricionista dijo: "Eso es. Esa es la causa". Me sorprendió tanto que se me salieron los ojos.

Al parecer, beber bebidas azucaradas aumenta los triglicéridos. Entonces, al caminar, sería difícil dejar el jugo de piña por completo, así que me dijeron que alternara beber con té verde o té de cebada.

La historia visible termina aquí. A partir de aquí, les voy a hablar de una historia que desborda el sentido común.

Desde el 10 de julio de 2019, me enseñaron la curación con cristales y, como resultado de realizarla casi todos los días, experimenté la ascensión medio año después. Desde entonces, pasé mis días ascendiendo casi todos los días y, a mediados de mayo de 2022, tuve una experiencia de despertar acompañada de una experiencia aterradora. En el proceso de pasar a la experiencia del despertar, me hicieron un análisis de sangre.

Echemos un vistazo a los materiales para el 18 de mayo de 2022.

Resultados de análisis de sangre el 18 de mayo de 2022

No	検査項目	結果		下限値	上限値	コメント	コメント2	単位名称
1	白血球数	6780		3500	9700			/MCL
2	赤血球数	552		M438	577			マン/MCL
3	血色素量	15.5		M13.6	18.3			G/DL
4	ヘマトクリット	46.8		M40.4	51.9			%
5	MCV	85		M 83	101			FL
6	MCH	28.1	L	M28.2	34.7			PG
7	MCHC	33.1		M31.8	36.4			%
8	血小板数	37.9		14.0	37.9			マン/MCL
9	白血球像							
10	好塩基球	0.6		0.0	2.0			%
11	好酸球	3.4		0.0	7.0			%
12	桿状核球			0.0	19.0			%
13	分葉核球			27.0	72.0			%
14	好中球	62.7		42.0	74.0			%
15	リンパ球	26.7		18.0	50.0			%
16	単　球	6.6		1.0	8.0			%
17	その他1	0.0			0.0			%
18	その他2	0.0			0.0			%
19	赤芽球	0.0						/100WBC
20	リンパ球（実数）	1810.0	L		GT 2000			/MCL
21	好中球（実数）	4250.0						/MCL
22	LD/IFCC	153		120	245			U/L
23	CK	166		M 50	230			U/L
24	尿素窒素	18.0		8.0	20.0			MG/DL
25	クレアチニン	0.84		M 0.65	1.09			MG/DL
26	尿酸	6.0		M 3.6	7.0			MG/DL
27	ナトリウム	142		135	145			MEQ/L
28	カリウム	3.7		3.5	5.0			MEQ/L
29	クロール	104		98	108			MEQ/L
30	総コレステロール	241	H	150	219			MG/DL
31	中性脂肪	125		50	149			MG/DL
32	HDLコレステロール	38	L	M 40	80			MG/DL
33	LDLコレステロール	197	H	70	139			MG/DL

En este momento, todavía no he experimentado el despertar. Sin embargo, no hay duda de que fue un proceso de transición a una experiencia de despertar. Recuerdo que estaba en medio de lo que se llama una experiencia aterradora. Para ser precisos, el 27 de mayo de 2022 estoy atrapado en el hospital. Alrededor del 21 de mayo de 2022, hay evidencia de que se emitió un cupón de cierre que decidió cerrar la tienda de piedra natural que vendía en línea en ese momento, por lo que probablemente fue en ese momento cuando apareció la historia de Kagome.

Solo puedo decir que es un milagro que exista un documento de sangre de esa época. Creo que me estaba haciendo un análisis de sangre en un buen momento. Gracias por su control de salud.

De hecho, cuando me preguntan cuándo tuve mi experiencia de despertar, honestamente no sé cuándo tuve mi experiencia de despertar. Ahora creo que fue a principios de junio de 2022.

La razón por la que esta preciosa experiencia se ha vuelto ambigua es que durante la transición a la experiencia del despertar, estaba en el proceso de dejarlo todo. También cerré la tienda de piedra natural que comencé con 2 millones de yenes. Todos los libros que se han publicado hasta ahora han sido descontinuados. Eliminé por completo la cuenta que publicó el artículo hasta entonces. Bueno, bueno, no quedan registros. Recopilando fragmentos de recuerdos, tuve este tipo de experiencia por aquí. Como tal, es ambiguo. Recuerdo la desesperación de aquella época.

De hecho, en ese momento, era realmente confuso.

Porque me resistía incluso a hablarle a la gente sobre la curación. Es mejor no enseñar si vas a tener una experiencia tan dolorosa. En primer lugar, no todas las personas quieren la ascensión o una experiencia de despertar. Estaba pensando que si solo era mi autosatisfacción, debería dejar de decírselo.

Sin embargo, después de esa experiencia, mi cuerpo volvió a la normalidad, mi mente se volvió saludable e hice un descubrimiento inesperado. Una sensación tímica que ocurre en el proceso de transición a una experiencia de despertar. Cuando comencé a pensar que tal vez alguien en el mundo podría salvarse si enseñaba la curación usando este sentido del timo, se convirtió en la fuerza impulsora para enseñar la curación.

El timo juega un papel central en la función inmunológica humana, y ahora se sabe que es un órgano que madura las células T (linfocitos T) que protegen el cuerpo de la corona y el cáncer. No puedo dejar de pensar que si podemos activar el timo, podemos decir que podemos fortalecer y mejorar la función inmunológica humana.

Fue a través de esta realización que pude publicar "Curación para activar el timo" por primera vez.

Además, el 19 de julio de 2022 había un paciente con corona positivo en casa y estuve en cuarentena durante aproximadamente una semana según las instrucciones del centro de salud pública.

En ese momento, probé la "Curación para activar el timo" para ver qué pasaba. Yo mismo tuve síntomas que me irritaron la garganta, pero no tuve ningún síntoma como tos o fiebre, y pude pasar una semana de cuarentena de manera segura.

No sé si simplemente sucedió que no me contagié de coronavirus o debido a la "Curación para activar el timo", pero pude escapar de la dificultad.

Además, cuando enseñé la curación por activación del timo a los pacientes corona positivos y observé su progreso, no se volvieron severos. Por supuesto, creo que fue por el medicamento, pero he recibido informes de pacientes con corona positiva que se sintieron mejor después de realizar la curación por activación del timo.

Por cierto, mi familia es gente rara sin vacunar. Incluso en ese entorno, los síntomas son leves.

Después de esta experiencia, fui al hospital el 10 de agosto de 2022 y me hicieron un análisis de sangre.

Si comparas los resultados de un análisis de sangre realizado milagrosamente en el proceso de pasar a la experiencia del despertar y los resultados de un análisis de sangre después de superar el coronavirus después de la experiencia del despertar, verás resultados interesantes.

18 de mayo de 2022 (antes de la experiencia del despertar)
   Conteo de linfocitos (número real) 1810.0 /MCL
   Neutrófilos (número real) 4250.0/MCL

10 de agosto de 2022 (después de la experiencia del despertar)
   Conteo de linfocitos (número real) 2400.0 /MCL
   Neutrófilos (número real) 2520.0/MCL

Por supuesto, considerando que el polen y el moho crecen en mayo, habrá cambios estacionales en los números. Parece que no es necesariamente bueno si el número de linfocitos está aumentando. Como resultado, se requiere un saldo.

Esto se debe a que cuando el recuento de linfocitos es anormalmente alto, se sospecha que es una enfermedad, y cuando el recuento de linfocitos es anormalmente bajo, se sospecha que es una enfermedad.

Por lo tanto, no es necesariamente que cuanto mayor sea la cantidad, mejor, pero es importante que esté bien equilibrado y activado.

Por lo tanto, soy consciente de que no es posible juzgar que el timo se active a partir de este valor. Creo que los números son buenos como resultado. Estoy saludable ahora.

Además, soy consciente de la situación actual en la que no se ha encontrado ningún método para evaluar que el timo haya sido activado mediante la "Curación para activar el timo". Empiezo a preguntarme cómo puedo evaluar que el timo está activado.

Puedo ver la respuesta, pero cómo probarlo es un misterio.

Estoy convencido de que esto será un tema para el futuro.

EN CONCLUSIÓN

Si practica cómo usar la energía usando el amor y la amistad presentados en la parte principal, después de unos 3 a 6 meses, se producirá una corriente ascendente (ascensión) como un dragón que sube a su corazón.

Cuando ocurrió la primera ascensión, me quedé asombrado. Y te darás cuenta de lo maravilloso que es usar la energía del amor y la amistad.

Llegué a creer que la ascensión era algo real, una historia real.

Y como resultado de continuar la corriente ascendente, la corriente ascendente se mueve desde el corazón hasta la parte posterior de la garganta.

Además, a medida que continúa avanzando en la corriente ascendente (ascensión), se moverá hacia el cráneo. Pero hasta ahora, es puro placer. Se sentía bien y yo estaba feliz.

Sin embargo, después de 2 años y 10 meses de usar la energía del amor y la amistad, la corriente ascendente se trasladó al cráneo y continuó con una mayor ascensión. Como resultado, el dolor del infierno apareció en medio de la corriente de aire ascendente (ascensión) moviéndose hacia la parte superior de la cabeza.

Es completamente diferente al placer hasta entonces, y voy a sufrir. Escalofríos, miedo y ansiedad. Se ha convertido en una corriente ascendente (ascensión) que comparte dolor y alegría.

La experiencia del despertar resultante se describe en detalle en este libro. Por favor, lea este libro una y otra vez.

Finalmente, te enseñaré la "Curación para activar el timo".

Curación para activar el timo

Te enseñare.

Primero, coloque su pulgar izquierdo sobre su clavícula izquierda y su dedo índice izquierdo sobre su clavícula derecha. Coloque su pulgar derecho sobre su dedo índice izquierdo y su dedo índice derecho sobre su pulgar izquierdo.

No es exacto, pero imagina que hay una entidad llamada timo.

Concéntrate en tu respiración.
Dilo en tu mente mientras exhalas.

Te doy amor y amistad.
Te amo.
tu y yo somos amigos

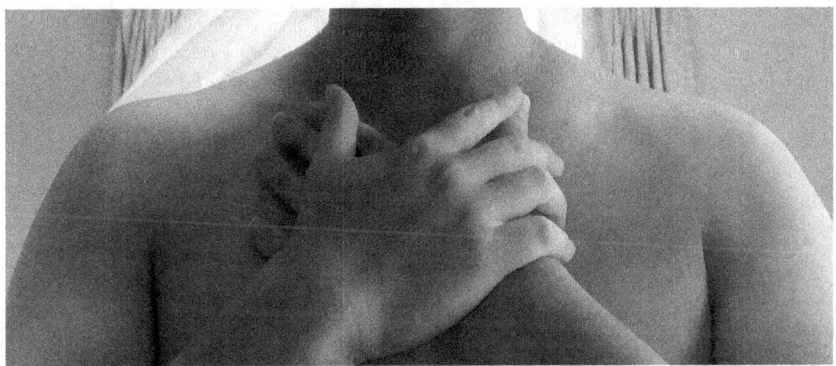

Por favor, no lo digas en voz alta, sino susúrralo en tu corazón. Repite esto con cada respiración. Si tienes tiempo ahora, meditemos tal como es. *El tiempo de meditación es gratis. Me gustaría que vayas tan cómoda como quieras.

¿Alguno de ustedes puede sentir la energía de amor y amistad que emana de su corazón? O pueden mostrarnos algo en varias formas, como imágenes, sonidos o historias.

Si te sientes así, no te contengas y sigue adelante y experiméntalo como si quisieras ver más. Esta es la prueba de que el ser interior que es inherente al yo está comenzando a moverse.

Además, tome nota de lo que sucedió antes de que lo olvide.

Mi libro está hecho a partir de este memorándum.

www.ingramcontent.com/pod-product-compliance
Lightning Source LLC
Chambersburg PA
CBHW050001230526
45465CB00003BB/1212